U0278499

记忆空了，
爱满了

周贞利◎著

陪爸爸走过失智的美好日子

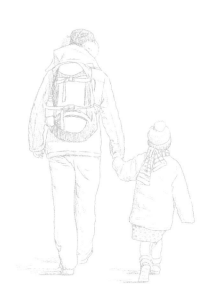

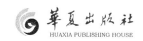
华夏出版社
HUAXIA PUBLISHING HOUSE

目 录

照顾者正面乐观，免于忧郁才有能力帮助患者

周贞利

生老病死，成住坏空，是生命从开始到结束的过程。俗话说"生死一瞬间"，严格来说，"死"并非是一瞬间发生的，而是一个过程，包括肢体的成熟老化、思想观念的随龄转变、分分秒秒进行的细胞生灭，其实每一个生命体无时无刻都在生生死死，死死生生。

撇除意外死亡的因素，尽管无常不可知，死生难料，世人对于生老病死的进程还是有一个普世认同的期望值跟参数。根据这期望值和参数，人类才得以制定相对应的规范，社会才能正常运作。

然而，"失智症"却会严重地破坏我们所认知的生命进程，给患者、家庭和社会造成极大的冲击。不管你多大年纪，从罹患此病开始，生命的旋律就此乱了拍子，无法继续正常地往前走。失智症就像心灵的终结者，将人的心灵之窗一扇一扇地关闭，还会让你的人生倒带回转，在错乱的时空概念里不断地游走，回荡在过去和现实之间，造成患者精神上极大的痛苦，一

直到失去所有的能力之后，心智回归零岁，生命告终。

失智症的另一个可怕之处是，它来得不显山不露水，静悄悄地侵蚀患者的大脑记忆储存库。一旦病征显现，就医时病魔往往已经扩大了，肆虐的力度和脚步有时候快得让患者及家人难以招架。当前的医疗科技仍未找出失智症有效的医治办法，对失智症的起因与治疗仍在探索阶段，社会大众对它更是一知半解，普遍欠缺认识，遑论为病患和家属给予关怀以及完善的安宁疗护，这是当前亟待重视的社会问题。

基于上述的隐忧，我用沉重的心情写下这本书，希望能带给正与失智症对抗的人们一些鼓励和帮助，更希望在推动认识失智症的路上，略尽微薄之力。

家人的支持，是分散压力的防护网

本书主角——我的父亲，是位失智症患者。在照顾他的过程中，我切身体验了失智症加诸父亲和家人的痛苦。在绵延十多年的病情变化中，看着硬朗聪慧的父亲如何在病魔的禁锢摧残下，步步走向失识、失智、失能、卧床，直到生命结束。身为家人和主要照护者，多年来精神上承受了无数次的挫折与打击，无助与彷徨；还有对父亲诸多的不舍与无奈，心灵饱受煎熬。

妈妈所受的创伤更严重，自律神经失调、失眠、焦虑、胃食道逆流，最严重的时候，她时时都有自杀的念头。因此，我深深体会到，除了要照顾好爸爸的病况和起居生活外，更应该守护好妈妈和我自己的身心平稳与健康，避免陷于忧郁的漩涡中，否则我们都将无法肩扛如此严峻的挑战和负担。

在照顾失智症亲人的过程中，我认为照顾者做好准备工作非常重要，首要是认识疾病，再就是要调整自己的心境以舒缓精神压力；还要在思想上正视死亡的问题，尊重无常，尊重生命的本质，对一切的未知从容以对。在思想上建立起正信、正念，更要把它奉为圭臬，努力把持，不使退转。慢慢地，意志力不断增强了，定力够则杂念不生，面对任何苦恼挑战，才能波澜不惊。

在我的观念里，每一个人都应该被关怀，不管是照顾者还是被照顾者。而最直接单纯的关怀，就在日常的衣食住行里、在言语交谈中，虽然只是一个小小的动作，亲切的一句问候，都可能会带来意想不到的效果。

我很幸运地和父母住在同一栋大楼，而婆婆也跟我住在一起。这良好的地缘因素，让我能贴近他们的生活起居，深入观察病情的变化，才能真正了解老人家的困难在哪里？看护的工作质量到不到位？看到问题的真正所在，才能寻求解决的方法。

更幸运的是，我有全家人的强力支持，他们时时关心我，给我勇气。妈妈的立场随时更换，在照护爸爸的工作上，她和我并肩作战，是我最亲密的战友。当她深受精神压力之苦时，她是比爸爸更需要被关心的老人；而当我心力交瘁时，她是春风化雨的慈母。家人间的彼此照顾关怀，像一张网一样，分散外来的冲击和压力，让我面对困难时，不至于畏惧和退缩。

待小孩般安抚，待长辈般尊重

虽然我本身所学的专业是护理，但是对于失智症的照护，还是得仰赖专业人士的指导与协助。很幸运地，我们家具备各方面的照护条件，因此选择居家照护失智症的长辈，家人终究是最好的、最重要的照顾者角色。因为患者的背景、习性，只有家人最了解，也最容易让患者接受和信任。

照顾失智症患者的过程中，除了医生以外，衷心感谢台湾失智症协会对我的帮助，这是我最重要的咨询和求助单位，它帮助我解决了在照护上遇到的种种难题。失智症患者在每个退化阶段，所呈现的病况因人而异。这跟发病原因和病患本身的健康条件、性格本质、教育背景、职业专长、生活经验等有关。因此，照顾者在照护过程中，必须把这些因素都列入考虑，才能在遇到困难时，方便找出因应的方法。唯有找到对的、适合的方法，才能帮助患者安然度过记忆崩解的过程，同时减少自己的负担。

尽心陪伴，但求无憾

面对失智症，只要我们心态正确、处理得宜，对疾病有充分的了解，善加利用社会资源和咨询管道，失智症充其量也就是一种慢性病，无须惊惧恐慌。照护工作也不全然是悲观沮丧，每个阶段，当每次发现爸爸新的问题时，进而改善或解决他的不适时，看到他又回稳的舒适神情，心里就会得到非常大的安慰与成就感。工作上的成就感就是把工作坚持做到底的原动力。我们不奢求罹病的亲人康复健全，只求在陪伴的过程中，帮他争取多一点生活的舒适，多减轻一些疾病带来的痛苦，尽量让挚爱的亲人有尊严地走完人生道路，也就无悔无憾了！

对失智症"积极乐观，正面看待"，是我写这本书最希望传达给读者的一句话。最后，我要感谢我的先生，他永远是我最坚强的后盾。感谢我亲爱的姐弟妹，在照顾爸爸的路上和我同心协力，对我没有要求，只有支持和肯定。感谢台湾失智症协会，对我一路相挺；感谢汤秘书长，没有她的鼓励，本书难以付梓；感谢正为失智症奉献、牺牲的医生义工们，当然，还有我的父亲周祖辉。

献给我终身感恩的父亲

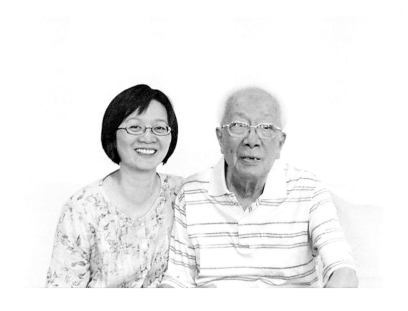

楔　子

我跟老人特别有缘

人世间有各种"缘"，而我跟老人特别有缘，我今年54岁，在路上如果被小孩子称呼"奶奶"也不算太过分。那算不算"老人"呢？我想，即使自己不承认，在时下年轻人的眼里，我大概也算得上老人吧！

我跟老人特别有缘，到目前为止，除了那段离家住校的生活外，生命中的每个阶段一直都和老人家一同生活。因此，相对于一般人，我比较容易和老年人相处，也比较了解老人家内心的想法。

曾祖母

从小家里就有曾祖母、奶奶，记得民国前23年出生的曾祖母惯穿古装衣裤、裹小脚、抽烟、嚼槟榔，随身带着一个铜制的牛铃铛，专门用来捣碎荖叶加石灰包起来的槟榔干，虽然没有牙齿，还是可以体验槟榔带给她的味觉享受。

她抽烟的方式也和现代人不同，划火柴的莲花指十分优雅，吸两口后，就用长长的指甲把烟头捻熄，把剩余的那截烟放在桌边，想抽的时候再点上吸两口。虽说老人家又抽烟又吃槟榔，但也活到了 92 岁，其实她一整天下来大概也就嚼那一两颗槟榔、抽一根烟罢了。

老人家崇尚慢生活，生活规律，节俭又知足。每天早上起床的第一件事，就是用一个弯月形的木梳子在后脑勺梳个发髻，再用带点饰品的布发箍包住，把自己打点得一丝不苟，庄重素雅。妈妈常跟我说："你啊！小时候都是阿祖帮忙带的。"

印象中，阿祖走起路来像模特儿走台步，两手在腰边摆动，姿态非常优美，很难想象裹小脚的阿祖还可以背着我摇，晚上睡觉也跟着她，阿祖会一手摇扇，一手拍着我的背，讲"破面发仔"陈发骑红马到村子里抓小孩的土匪故事。她说每当村子里警示的锣声响起，家人就赶快把当时仍是小女孩的阿祖藏在收好的花生堆里，躲避土匪的掠袭，所以每当我不听话的时候她就说，"破面发来了！"我就会乖乖地听话。

这些故事在我长大以后，真实地出现在电视或电影的故事情节里我才知道，原来阿祖讲的是她的亲身经历，不是编出来的故事。

虽然过了半个世纪，这些儿时的故事和阿祖身上夹杂槟榔干和香烟的味道，依然深深地烙印在我脑海中，犹如昨日般鲜明。

奶奶

说起民国前两年出生的奶奶，也是一位让我们尊敬、怀念又敬畏的奶奶。爷爷英年早逝，奶奶靠着一亩三分地，用灵巧的双手把 7 个孩子一个个拉拔长大。小时候最让我惊奇的是，她随手在布上画几笔，就能精确地剪下她需要的布料，熟练地踩着缝纫机，把一片片的布料接缝起来。接着，用烧着木炭的熨斗把完成的衣服烫平熨伏贴、缝上扣子，一块平白无奇的布，一下子就变成一件漂亮的旗衫了。

有时候，她会借我的脚拇趾缝绑布钮扣，那算是比较费工夫的部分。唐装的钮扣得用布条缝绑，奶奶通常坐在榻榻米上伸直腿，把布条绕过脚拇趾固定，再一针针地缝上来，经常这么一坐就是一个下午，有时她腰坐酸了，会跟一旁的孙子借脚趾头。

村子里老人穿的衣裳几乎都出自她的巧手，不管是生前穿的，还是身后用的。从前，老一辈的长者会在适当的时候，为自己事先备好身后要穿的衣服。奶奶会依身材告知老人备多少尺码的布，生前和死后穿的尺寸是不同的。有时候事出突然，奶奶会到临终的老人家里去帮忙量身赶做寿衣。她活了94岁，全村的老朋友几乎全是穿上她做的衣服往生的。

她走了之后，村子里再也没有人做旗衫了，如同一个时代的结束。

奶奶一路陪着我们家5个孩子，从把屎把尿到长大成人，所以我们姐弟妹跟奶奶结了很深厚的情感。奶奶是一个非常传统的旧时代女性：保守、节俭、勤奋、正直、个性十分严厉，在我的成长过程中，她常常教诲我们女孩子家要怎样、不要怎样，但其实她非常疼爱每个孙子、孙女。家里的房间是日式榻榻米通铺，妈妈说我们不喝母乳以后，就跟奶奶睡大通铺，生病的时候都是奶奶在照顾我们。如今，每当姐弟妹聚在一起谈起奶奶时，无不感念这位影响我们至深、疼爱我们至极的老奶奶。

婆婆

1983年结婚以后，和我一起生活的婆婆当时67岁。因为婆婆生长背景跟娘家的奶奶差不多，两人的观念和思想也相去不远。因此，虽然陌生，但是嫁进门没多久我很快就能融入她的生活领域。很多时候老人家常口是心非，当她口头上认同你的时候，你别太当真，还是得细心观察她内心真正的想法，才不会造成彼此认知落差太大的困境。

婆婆个性很客气，刚开始跟年轻的媳妇生活一定也有很多不习惯的地方，但是她不会明讲，而我是很敏感的人，感觉气氛、风向不对时，也不会直接问："妈妈你怎么了？"总是等到晚上老公下班，再请他去婆婆房间陪她聊聊，探明她的意图。还好，我先生一直是我们婆媳间非常好的沟通桥梁，我不会从他那里得到负面的消息，他也会帮我在婆婆那里画眉扑粉。这么一路走来，超过30个年头了，生活倒也安详和乐。

目前婆婆已经98岁高龄了，失智的情况属中晚期，必须协助她起床、更衣、梳洗、喂食、洗澡、如厕等，生活上完全需要靠别人照顾，她的理解力、语言表达能力丧失很多，所以话很少、很安静。还好，她还可以借着助行器在家里行动，没烦恼，吃得饱，睡得好。年纪这么大还可以维持这样，算是我们的福气。

婆婆大约从82岁开始出现情绪异常的现象，她开始害怕独处，偶发恐慌的症状，不喜欢、甚至不敢外出，坚持不打开窗帘，宁可在幽暗的房间看电视，手上的遥控器不停地转换频道，觉得人生很没意思，很想死掉。当年身心科医生诊断为焦虑、忧郁。

土水婶、海口叔公、程仔叔公……

当科学知识远不如现在那么发达的时候，老年人记忆出现严重问题，或行为异常时，我们常说老人家是"老番癫"或"老人团仔性"，人们总把老年记忆或心智丧失的问题视为是老化的自然结果。直到今日，多数人心中对失智还是充满疑问与不解。

近年来，国际间对于失智症的研究蓬勃发展，加上政府、医学界及民间团体的大力倡导，国人对于高龄老化带来的记忆与认知障碍问题，不再像过去那般无知和迷惑，这些问题像被开启的潘多拉盒子，答案一层层地浮现了。

现在终于了解，为什么小时候常常看到"土水婶"跑去隔壁猪舍排放的废水沟挖泥巴往头上涂抹？为什么对面"海口叔公"总是在门口叫嚣辱骂"海口婶婆"偷客兄？为什么卖碗粿、肉粽的"程仔叔公"有一天外出后，至今几十年仍下落不明？

当年这些人的家属，都为家里老人的异常行为感到羞耻、愤怒、沮丧；左右邻居也只会报以嘲弄揶揄，而没有就医的观念，通通去神宫庙坛向乩童、红头仔寻求心灵慰藉，然后全家人在寂寥、落寞中惨淡经营无助无望的人生。

上世纪80年代，我阿祖92岁，她生前的一段时间，一向很爱干净的老人每次上完洗手间，妈妈就要去清理墙壁上留下的大便涂鸦，还要帮她清洗双手，阿祖常常搞不清楚时间、空间，每天过午休时间，家里静悄悄的，她会害怕独处，躺在床上，喊人希望有人陪伴，不断地问这是哪里？现在是什么时候？是晚上还是早上？没有人知道，为什么阿祖会这样？

2002年，我奶奶94岁，生命的最后阶段常常会猜疑，怀疑钱、饰品被家人偷了，儿媳不孝没有按时照料三餐，妄想夜里有外人爬窗户进房间，半夜不断起来吃饼干，整天一直想上厕所大便，上过厕所又要上，我们还是不知道为什么？

2003年，婆婆87岁的时候，我认识了失智症，原来几年来婆婆所有的异常现象，包括不清楚自己是否洗过澡、刷过牙、换过衣服；常常翻箱倒柜找东西，怀疑东西被偷；常埋怨整天都没饭吃，或才吃过了又要吃、喝过了又要喝、上过厕所又要上——所有的不对劲几乎都符合失智症的症状。

因为她的大脑生病了，认知功能发生障碍了。我也开始了解这样的老人需要治疗，以及被人理解、被接受、被关注和照顾。与失智症患者生活在一起，照顾者是否有这样的认知非常重要，如此才能用耐心和包容心，面对有理讲不清的现象，是因为她（他）生病了，绝不是故意找碴儿的。

爸爸到底怎么了？

第一个发现爸爸行为举止有异样的人，绝不是我长期住在国外的妹妹。可是，我不得不承认，是她促使我和其他姐弟们，一同去认真拼凑那些年来，发生在爸爸身上状似怪异，确实是很不寻常的点点滴滴。

回想起来，当时我们不以为意，或是忙？或是无心认真了解妈妈的抱怨？更可能是，我们对于失智症的认识和了解太少了，只是肤浅地把它当作自然老化的现象罢了，以至于当医生告诉我："你父亲是失智症，你们早在五年前就应该带他来了！"时，我除了震惊难过外，更加自责与愧疚，为什么自己曾经是个专业护理人员，却放着爸爸病到这个地步！五年了！我亲爱的爸爸到底在不安惶恐的内心世界挣扎多久了？他到底失去了多少记忆？心智又残存多少？这是我一生中最深沉的痛！至今，每思及此，仍久久无法安心。于是，当时我下定决心，要陪着爸爸正面迎战这个既陌生又可怕的病魔。

爸爸不对劲

2003 年，父亲退休后的第 6 个秋天，妹妹趁全家移民美国前，抓住难得的空档，带着 3 个稚龄的孩子从厦门回南部老家陪伴父母，给孩子多点跟外公、外婆相聚的时间。

一周后，妹妹临行前打电话给我，道出她内心的忧虑说："我跟爸妈生活了一星期，感觉爸爸真的很不对劲。你一定要赶快带他去做检查！"妹妹也是经验丰富的护理师，她的意见具备十分强的说服力。

她说，"爸爸有很明显的强迫性行为，家里的垃圾筒只要一有垃圾，他便马上夹出去放进院子里的大垃圾箱，不容许屋内有一丁点的垃圾。而且爸爸的话也变少了，似乎刻意要躲开人群，他把时间都花在院子里，孙子们想找他说话，连机会也没有。只要屋内有外人，他连水都不进来喝一口，很怕跟人接触交谈。当我偷偷观察他到底整天在花园忙什么时，赫然发现，他的工作竟是毫无意义地把院子里的东西从东边搬到西边，再从西边搬回东边……"

仔细听完妹妹的描述后，我想到不久前爸爸交给我一份用稿纸写了厚达 12 页的自传，从他 1932 年出生开始，写到 1995 年弟弟完婚。虽然爸爸在文章结尾前，对 5 个孩子如今各组家庭自有一片天，感到人生的成就与圆满，但字里行间透漏着许多成长、成家、立业阶段，对时代背景造成生活的无奈与艰辛，有着无限的感伤，所以当时我直觉认为他是得了忧郁症。

我和台北的大姐及住在大陆的弟弟讨论后，我们的结论是：爸爸必须尽快接受检查。而且跟大姐、弟弟详谈之后才恍然大悟，原来我们分别在过去几年间，偶尔回老家和爸妈短暂的相处经历中，隐约已感觉到爸爸的种种异常行为了！只是……唉！大家讨论结束时，各个默然无语，再多懊恼也于事无补，还是赶快找医院，问医生吧！

当时，我们几个孩子都认为爸爸需要的是精神方面的医疗协助。大型的教学医院是第一考虑，爸爸平常身体非常好，很少跟医院打交道。可是，一旦确定他必须接受精神或心理方面治疗的话，那么地缘关系就十分重要，医院的位置不能离家太远，方便老人家就医复诊。于是我们锁定了一所离家不远，又有接驳车直达的大型医院。

如何带爸爸去看身心科

接下来的问题是："如何带他，或者更贴切的说是'骗他'去看医生？"而且是去看这么敏感的科！当时，爸爸完全没有病识感，生活上还具备完全的自主性，如何让他接受上医院看身心障碍科便成了大难题。

经过多方沙盘演练，最终决定方案是先帮爸爸挂号，接着由我代表家属，以书面陈述父亲的状况，附上父亲的基本数据，预约看诊日期、诊号，再事先邮寄给主治医师。这当然是瞒着爸爸私下进行的动作，明着讲是"爸爸，你要陪妈妈一起去身心科，看睡眠障碍的问题，因为你跟妈妈睡同张床，医生想了解妈妈失眠的原因，有许多问题必须问你才明白。"他一听就欣然答应！爸爸就医的事就依照这思路进行，过程相当平顺。

为了怕中间有任何闪失，就诊当天弟弟特地从大陆赶回来。10月18日是爸爸的宝贝长孙4岁生日，但可惜爷爷生病了，这个日子对他已经不具任何意义。我们一行人，怀着忐忑不安的心情前往医院。

事后回想，我们先前的准备工作帮助非常大，由于医生事先看过爸爸的基本资料，对他的症状已有初步的了解，也清楚他是被哄骗而来的，因此在场的每位医护人员跟家属一搭一唱，装得全无破绽，爸爸当然完全配合医生的指示，因为他有任务在身：要帮医生了解妈妈的问题。

除了专业的对谈问答外，医生还给爸爸安排了 X 光、抽血、脑部断层摄影等各项检查。为了慎重起见，心智测验的部分另外由专业的心理治疗师来进行。所有的检查可以说是滴水不漏全做齐了，怕的是过了今天，要再找他到医院来可能就没这么容易。结束一连串的检查后，回到诊室。医生仔细看过所有检查报告，结论是"失智症"。

十多年以前，国人习惯帮像爸爸这样的病人冠上一个名词，称为"老年痴呆症"，带有歧视意味的专有名词，我非常感谢这位深具爱心的董医生，他顾及到任何人听到老年痴呆症这可怕的字眼，和它所隐含的意义，对家属的境遇来说是多么不幸与悲惨。因此，这位医生摒弃"老年痴呆症"这样的称谓，向我们宣告的诊断名称是"失智症"。

学到失智的第一课

在这一天之前，痴呆症也好、失智症也罢，或者叫阿尔兹海默病也行，对我而言没什么不同，反正指的是同一件事。可是，当自己的爸爸即将被戴上这顶帽子，而我又必须与爸爸一起在这顶帽子下，迎接往后巨大的挑战时，我才深切感受到病名称谓的差异，代表着截然不同的意义。一个，有被社会抛弃的感觉；另一个则能感受到社会和医疗体系的接纳和包容。这是开启我在往后十多年照顾失智长者的生涯中，所学到的第一课：尊重失智者的感受，首先从言语和表达方式做起。

医生拿着脑部断层报告的片子中向我们解释，"你爸爸小脑已有轻微的萎缩，脑部有微细血管阻塞的情形。曾经发生过小中风的现象。"最后他告诉我们，"这个病不会好！没有药物可以治疗，而且情况会愈来愈严重，像溜滑梯一样往下掉。目前他是轻度阶段，有些病人使用胆碱酶抑制剂，减缓恶化的效果还不错，病情也都控制得还好，或许可以先试试看，用药来推迟病情恶化的速度。"妈妈听到这儿，泪水已经噗噗直落。

她问医生："您说情况会愈来愈坏，那再坏下去，是怎样的

坏法？这……能撑多久？"医生的答复铿锵有力，字字句句如烙
铁般打印在我的脑海里："如果再继续恶化下去，他会失语，就
是不会说话；夜晚会有恐慌症，分不清黑夜白天；不注意的话
会走失、忘了回家的路；不会控制大小便，空间感扭曲，无法
分辨方位及远近……最后到了晚期身躯僵硬，无法走路；无法
吞咽进食，必须经鼻胃管灌食；最终失去意识、长期卧床，直
到最后。以目前你先生的状况来看，到最坏的地步大概还有 5
年的时间。不过也难说，要看怎么照顾，还要视病人本身的身
体状况而定，说不定未来几年会有更好的药问世。"

　　短短几分钟的"宣判"，我好像被水淹上鼻子一样，感觉快
要窒息了！五年？那不长啊！眼前这位历经多少风浪、多少岁
月沧桑的硬汉，怎可能会变得如医生说的这般不堪呢？还好，
医生在结尾给了一线希望，"目前有一些药可以推迟恶化"。好
比在窒息前抛给我一只救生圈，让我可以再喘口气。我心想，
爸爸的身体底子这么好，情况不会这么糟才对吧？我如是自我
安慰。

　　离开诊疗室，我让弟弟先带妈妈到停车场，而我陪爸爸去
付款取药。妈妈的情绪仍未平息，需要点时间冷静。我不确定
爸爸对医生的解释听懂了多少，但是他似乎对今天的"任务"
十分满意。走向停车场，远远就听到妈妈的啜泣，"才 70 呐！

全身好溜溜的人……要我如何接受？"坐上车子，系好安全带，整车寂静无声。

我随意地问了爸爸：“爸！你记得刚才医生告诉我们什么时候还要回来吗？”

“没有？咦？”

妈妈马上抢话，“下个星期啊！有没有？ 24 号要复诊啊！隔天 25 号是光复节啊！上个星期 10 月 10 日是双十节啊！记不记得？每家都要插国旗，你要带学生游行不是吗？你真的全忘啦？”妈妈再也按捺不住，泪水早已溃堤。

“忘了就忘了！有什么大不了的！记那么多有的没的，有啥用？”这时候，爸的火气也上来了，他大声回答。

我发觉爸爸并非完全听不懂今天的对话，他显得十分懊恼、无助。

弟弟打圆场，笑笑道：“是啦！是啦！忘掉就忘掉，记那么多干什么？”

我安慰爸爸：“爸，你以前常说，‘害啊！我头壳好像生锈了，很多事情都记不起来了。’医生今天告诉我们的，差不多就是这个意思，所以你很多东西会常常想不起来。不过没关系！我们接下来好好配合医生吃药，头壳就不会继续生锈了。24 日我会陪你再去医院。”爸爸一脸茫然地看着我，侧着头似乎在琢磨什么，彷佛没在听我说什么。

半晌，他才转过身来问我说："阿利，光复节是什么啊？双十节咧？我怎么都不知道？"

他一说完，我再也止不住眼眶的泪了，告诉爸爸："不知道没关系！你不要害怕！我们一定会好好照顾您……"我不知道接下来还能说什么，只好示意一旁的弟弟说："开车，我们回家吧！"

那天，是我一生中最漫长而沉重的一天。我默默向佛菩萨祷告：我愿意陪爸爸一起承担，请赐给我力量吧！无论如何我都不会放弃我的爸爸。

回溯长达五年的怪现象

爸爸到底什么时候开始生病的？这是我们与失智症作战的第一道课题。通过医生的解释说明，以及从台湾失智症协会的了解，我们对于失智症的起因和疾病的征兆已经有了粗略的概念。加上现代发达的通讯网络让我们散居各地的姐弟妹，可以随时随地从国外带回很受用的资料。

我们和妈妈开始抽丝剥茧，检视过去几年和爸爸相处的经验，看有哪些不寻常的举动，符合失智症条件的征兆；发生的时间与当时的外在环境有无关联性；一一作对比分析，最后结论是：虽然无法知道爸爸的脑部受损是从什么时候开始的，但我们确定早在他退休前就陆续出现失智症者的征兆了，只是我们没有发现罢了。

我们这才恍然大悟，爸爸在台南柳营小学当老师时，妈妈在街上遇到爸爸的同事，他们偶尔会问起妈妈："周老师什么时候要退休？"原来爸爸的老同事问这话是有弦外之音的，他们不是不明白爸爸还有两年才届龄退休，而是已经察觉爸爸的异样，只是不好直说。如今才真相大白。

兄弟姐妹共同讨论

接下来的工作是，怎么应付今后爸爸在生活上的诸多不便和隐患。我们姐弟妹很快就一起整理出如何面对爸爸失智的问题。

首先，要有一位主要的照顾者。父母唯一固定居住在台湾的孩子就是我，我责无旁贷。很庆幸的是，大姐夫目前的工作在台北，因此大姐一年当中大部分的时间也在台湾，可以随时机动支持。五个姐弟妹分散 4 个国家，每个人尽力提供失智症相关的讯息给台湾的我及大姐，我们可以说是现学现卖。周老师交给我们的这道人生考题，没有预习和复习的时间和空间。

大姐经常找书给我，和我一起研究爸爸异常的举动背后，真正想表达什么？而在我遇到挪不出时间的情况时，也得靠大姐带爸妈到医院复诊，或是带爸妈到她家去走走或逛逛街，让我有舒缓的空间。这是对主要照顾者和被照顾的老人家共同生活的过程中非常重要的调剂。

二姐曾经在德国的疗养院工作，照顾失智症老人有好几年的临床经验，所以我经常得到她提供的德国的照护方式方面的经验，这些经验非常受用。妹妹在美国从事的工作也跟照护老人相关，她也带回了美国的做法供我参考。弟弟从大陆带回来的接尿器，经过我们自行研发改良成接尿裤后（见页 158），爸爸一直用到往生。我们见招拆招、逢山开路、遇水架桥，不断边做边学、边学边做。

人与人之间的矛盾和摩擦，唯有透过了解才能得以化解。当对失智症不再陌生之后，从爸爸的案例，我联想到更早期的曾祖母、奶奶和婆婆。过去发生在她们身上许多令人不解的地方，种种"为什么"在这个时候陆陆续续浮现答案。印象中，在家族内部发生的一桩又一桩的纷扰，追本溯源，居然是失智症所引发的，真是冤枉啊！

失智症的表征

有真相，才有资格谈谅解；有谅解，矛盾和伤害才得以化解。我们总结后得出，这些长辈大致有以下几个失智症的表征：

◆ 妄想被偷窃、被遗弃，是最常出现的症状

在奶奶晚年的时候，爸爸和妈妈经常承受奶奶指责不孝的压力，奶奶甚至还到左右邻居家哭诉儿媳的种种恶行，比如说偷卖家产、偷钱，对她进行言语暴力等等。每一项指控，在保守纯朴的农村都是无比沉重的罪状。说多了，时间长了，所谓三人成虎，街坊邻居开始怀疑爸妈的人格。况且，这些罪状又是出自讲话清晰、条理分明的老人家之口，虽怀疑也不得不认同奶奶指证历历的说法。

而爸妈却只能默默承受别人异样的眼光，这种不足为外人道的家务事，能跟谁申诉？后来，爸妈只好尽量少出门，少与村里的人打交道，甚至连采买日常用品都宁可骑摩托车到隔壁镇上买，以避开熟人指桑骂槐、冷嘲热讽，处境十分煎熬。

婆婆的状况也差不多，她常跟我埋怨大伯真不是东西，竟然把她整包的金饰都偷走了，一定又偷去干坏事；她有时候也会翻箱倒柜找钱、找存折，着急地说："我有4万块不见了、我的存折不见了。"有段时间她以为要被送去赡养院了，于是跟自己的孩子求救。我当时也百口莫辩，只是无奈，也不能说什么。

◆ **心烦气躁、情绪起伏不定、易怒，情感障碍，性情变冷漠**

在奶奶已有失智征兆的同一时期，妈妈总是跟我埋怨爸爸对高龄的奶奶讲话口气很不好、很不耐烦，或对奶奶不理不睬，她觉得很奇怪，以前爸爸从来不会这样对待奶奶。加上家族里本来就不断收到爸妈对奶奶不敬无德的负面消息，爸爸突然的态度转变，更加让妈妈腹背受敌，日子简直没法过下去了。

有一次碰巧让叔叔看见爸爸用非常不礼貌的言词对待奶奶，叔叔都看不过地跟爸爸说："大哥！对老人家，没必要这么超过吧！"妈妈当时也在，恨不得挖个洞躲起来。看到这种情况，除了不解，就是难过。在我眼里，在场的所有长辈都是敦厚老实、心地善良的人，一向和谐亲密的家庭，怎么突然间完全变样了？

身为女儿不好直言爸爸的不是，于是我给爸爸写了一封信：

"我从小就知道您对奶奶非常孝顺，毕恭毕敬的。奶奶对您跟妈妈的要求很严厉，为求得老人家的息怒与谅解，印象中你们有好多次就直接跪在奶奶面前，一味地赔罪认错，丝毫不敢辩驳。当时我是多么敬佩您对母亲的孝顺与包容，有这样的父亲，我感到无比的自豪。如今奶奶已是耄耋之年，虽然她老人家依然如往昔般固执严厉，相处的确不容易，为何您不能再继续用那颗如大海般的心来包容年近 90 的奶奶呢？"

结果，这封信如石沉大海。爸爸没有给我任何回应，好像从来没有看过那封信。不仅对奶奶，爸爸对妈妈讲话的口气也显得不耐烦、急躁。

当他想不起一件事要问妈妈，而妈妈刚开口或讲一半时，他突然想起来了，他就会恼羞成怒地说，"闭嘴！你不用再说了！讲那么多没有用！"妈妈不舒服躺在床上不能起来，他的态度是冷漠的，不会关怀、协助、求援，好像这跟他完全没有关系。

想起这一段时期的妈妈，内心有无限的歉疚与不舍。当时没有人了解妈妈的处境是如此悲惨，无法理解在那么单纯美好的生活环境下，她为何一天到晚叫着日子快过不下去了，迟早会比奶奶或爸爸先走！我们还怪罪她不知足、不懂得珍惜。至此才明白，她每天与有失智问题的先生和婆婆一同生活，感觉到的是自己身陷无边无际的黑暗中。

◆ 饮食口味改变

向来不喝白开水的爸爸只喝茶，也爱喝咖啡。失智症状出现后，我每次带小孩回娘家，爸爸会预先给孙子们准备好整冰箱的苹果西打，而且无限量供应，天天补货。

所有孙子都爱 Opa[*]！后来才发现，他自己喝的比小孩子还多，我们不知道爸爸悄悄爱上苹果西打多久了，他也不再喝咖啡和茶，只爱苹果西打！

◆ 妄想、猜忌

爸爸从前宽大的心胸不见了，以前的他从不曾说同事的是非，在退休前两年开始，他下班后会埋怨同事做得不对，甚至怀疑同事贪污公款，引发了不少纷争。因为他是老前辈，教学认真负责又有经验，是学生、家长公认的好老师，学校的立场是尽量息事宁人，对他百般容忍……一直到爸爸届龄退休。

◆ 丧失沟通、理解的能力，表达出现问题

他的话愈来愈少了，后来甚至很少主动开口讲话，亲戚到家里来聚会时，他总是在院子里做自己的事情，整理花、树、盆栽，避开与人互动的机会。

失智后，我们平常习惯的对话速度，他无法跟得上节奏，还没反应上来一句话时，对方下一句话又出现了，这让他觉得很困窘，觉得和人说话太累了，只好避开社交，掩饰自己失去

---

* Opa 为德文爷爷之意。

的能力。

◆ **文字和语言表达出现问题**

爸爸以前很喜欢给孩子写一些温馨的信，在他确诊失智前好多年，我们都不曾再接到过爸爸的只言片语。记得有一回姑丈生日，妈妈准备好红包，叫爸爸在红包上写几句祝福的话，他马上回绝说："唉呀！不用写啦！就这样送去就好了啦！"其实，当时这对他而言已经是件相当吃力的工作，但是我们没有发觉。

他的语言障碍和书写困难几乎同步发生，也同时恶化。原因是他大脑中的文字和词汇记忆库已经逐渐崩坏，无法攫取足够且有意义的文字词语，来表达他的思想与情感。比如说，当他抓不到汉语"汽车"这个名词，而日语的"自动车"刚好被他抓到了，他就只会说"zidoxie"（汽车的日语发音），不懂日语的弟弟搞了半天才弄明白原来爸爸在等车子来载他。

当他忘记弟弟的名字时，就跟我们比起大拇指说："那个最重要的，怎么没来？"当他要跟我讲日照中心的主任时，他会说："那个'头目'。"由于有我们长期的陪伴以及不断地引导、鼓励，我们也努力学会使用他的语言来跟他沟通，爸爸在我们面前不会腼腆害羞，我们知道他很努力地在设法表达他的思想，突破失智症对他的层层封锁。

他坚强的毅力给我们莫大的鼓舞，爸爸的心灵就好比被禁锢在一个只留下一道窗口的密闭空间里。而失智症正用砖头一块接一块地把这个窗口砌实起来，他的心灵慢慢地失去光线，失去和外界连接的管道。当最后一块砖被糊上时，爸爸的心灵就完全陷入一片漆黑，再也无法与我们交流了。

◆ **记忆障碍**

初期，妈妈请爸爸去杂货店买盐巴、面条、酱油，爸爸经常买不齐全或根本没买到就回来；再出门跑一趟时，他会拿笔记下来要买的品项。

后来，他常常两手空空回来，妈妈问他："你不是抄在纸上带出门了吗？"爸爸往口袋一掏，纸还在，折得好好的却没摊开……他忘记出门是要做什么了？

妈妈把纸条打开来看，上面涂涂改改写着："油、言？八？"字型的记忆大规模地流失掉了。但他还具备上街买东西的能力，只是经常丢三落四的，常把妈妈气得半死。他当时还记得回家的路，只是常常要多绕几圈罢了。

爸爸另一个不想出门的原因是，怕和"陌生人"见面。因为这些"陌生人"似乎都跟他很熟、很热络，但爸爸一点也不认识他们。每当出门时，遇到有人亲切地称呼、问候他，他内心很惶恐、很尴尬，不知道这是谁？不知道对方的身份？又不好意思开口问，所以干脆不出门。

◆ 无法胜任原本熟悉的事务

爸爸63岁的时候常埋怨现在的孩子很难教，不想继续工作，想申请退休。但是被台南县（现为台南市）政府以财政困难，退休经费不足的理由驳回退休申请书。可见当时他对工作已经感到力不从心，才会萌生退休的念头。

◆ 丧失对环境的概念

婆婆失智以后也不敢出门，对于已经生活八十几年的环境感到陌生，害怕外出会走失，她总是借口说："我出去外面头都晕晕的，还是在家就好了。"我们没想到的是，连子女陪伴她都不出门，是反常的现象。

◆ 重复行为

在爸爸还有能力写字和画图的时候，他会不自觉地重复描绘每一个笔画，写好的每一个字，都像毛笔字一样又粗又浓，我们虽然觉得这样写字很奇怪，但图还是画得那么好，字体依然漂亮工整，因此没太在意这个不寻常的动作。

这个特征也表现在洗碗的动作上，每餐饭后，收拾碗筷到厨房，他一定要亲自洗碗，才3个人的餐具经常要洗一个多小时。瓷碗表层的釉彩他视为污渍，一定得用钢绒刷洗掉。家里的碗盘最后都成了纯白古瓷，没有花色、没有釉亮。

当时我们认为是他在学校负责厨房卫生工作期间，经常要去上卫生讲习课而学回来的超高清洁标准。现在退休了，时间多了，所以随他爱洗多久就洗多久。其实，跟画画、写字一样，他刷碗的动作一再重复，没有意识什么时候该停，才把瓷釉全刮掉了。

这样的重复行为还发生在物品的收藏放置上，爸爸的手很巧，他把客厅置物柜里加钉木条，分成好多层。再去买回好多的塑料篮放进每个隔层中，像一个一个的抽屉，然后把家里所有的杯子、盘子、碗筷、文具、工具，有用没用的全都摆进塑料篮里。想到了就去整理那些篮子和柜子，同样的东西不断地换来换去地摆放。接着，又去买回来更多的塑料抽屉，把家里装得进去的东西全放进去收起来，收到家里没有任何杂物。妈妈常常得一篮一篮地找半天，才能找到她的眼镜或梳子，找到时爸爸总是说："我不知道，不是我放的！"

当屋内的东西被他收拾得一干二净之后，收拾的范围开始往外面发展。他会将院子里的兰花架从东边搬到西边，过几天再从西边搬回东边。墙角的砖头不论摆在哪儿都不对，他成天使劲儿地跟这些不会说话的东西闹别扭。我们想，反正家里空间大就由他去忙，他应该是求好心切，只是希望把所有的东西归放到他认为最理想的位置罢了。然而，却忽略了这些行为是疾病背后隐含的征兆。

◆ 判断力和警觉性变差

爸爸开车在马路上遇红灯经常不知道该踩煞车，总是要陪同的人提醒他。而且爸爸经常无法控制车距和相对应的车速，因此常接到超速的交通违规单。家人无法理解一向遵守法规的人为什么常超速？对于他的危险驾驶，我们的解读是他年纪大了，反应和眼力变差的缘故，亦或精神不济分神打瞌睡，所以我们要妈妈千万别让他自己开车上路，却不知道是失智造成的。

◆ 丧失开创力

一直热爱画画的父亲，为自己的退休生活画了一个美丽蓝图，要带着画具和另一半，开着车子到处旅行写生，并且为自己准备齐全的画具。但真正退休后，所有的画布都是空白的，颜料都干涸了，每次问他为什么不画呢？他总是用各种理由来搪塞我们，却每天开车要求妈妈陪他去附近的风景区散步，不管时间、天气是否合适，坚持一定要妈妈同行，若不顺从他就生气。

生命中这一部分原本是很美好的，但已失去画画的创造力，仅存的能力就是开车带另一半到熟悉的地方出游。为了这件事，妈妈经常生气、埋怨，因为爸爸总是说走就走，不管艳阳高照的盛夏，顶着摄氏 35 度的高温，或她用身体不舒服的理由，都无力阻挡爸爸出去。

◆ **焦虑、忧郁、失眠**

回到婆婆的情况，婆婆经常觉得自己濒临死亡，说自己死期已到，喘不过气来了，交代好遗言后，就要求我帮她换上往生穿的衣服。然后又要求一定要去医院急诊，可是到了医院之后，做了所有的检查都没问题，回到家又好像什么事都没发生过一样，而且这些状况都固定发生在夜深人静时。

此外，她也有严重的睡眠障碍，常埋怨"我已经好几天没睡觉了"。看电视的时候，她手上的遥控器不停地转换频道，精神无法集中在节目内容上。不喜欢亮光，总是拉上窗帘，在幽暗的房间看电视，帮她打开窗帘，她自己又马上拉上。常常觉得人生无趣，有轻生的念头。

回溯这些曾经的怀疑，现在一一证实，原来爸爸的大脑已经生病那么长一段时间了，一个温和、善良、宽厚、孝顺、幽默的人，全家人眼睁睁地看着这些反常现象多年，却不知道他发病已久，任凭疾病一步一步地将他瓦解。我自己跟婆婆生活这么多年，竟然也浑然不知这几年来她的异常就是失智！真是懊悔！错失早期发现、早期治疗的先机。

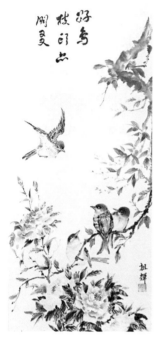
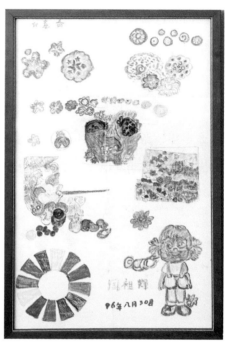

1｜2

1. 生病前的画作拟物细致、栩栩如生。
2. 生病后的画作宛如孩童天真的笔触，朴拙简单。

陌　路

当失智症敲了家门

2003 年 10 月

医生确定父亲得了"失智症",而且已经超过 5 年了,这意味着眼前的父亲已经渐渐地变成了另一个人,到底有多严重?不知道。我能够做些什么?不管!总之,此刻开始,我们必须正视这件事情。

当我们收集愈来愈多有关失智症的讯息时,惊然发现曾祖母、奶奶、爸爸、婆婆过去种种令人不解的地方,这个时候陆陆续续浮现答案了。

如何不让爸爸继续开车?

大姐想到一个很不错的对策,她婉转地跟爸爸说,"你孙子最近从德国回台北，需要交通工具，你的车子能不能借给他呢？"虽然这一部德国福斯（大陆译作大众）轿车是爸爸的最爱，但他一向疼爱子孙，对自己的孩子、孙子总是有求必应，所以只好忍痛割爱，面有难色地看着孙子把车开走。

谁来照顾老家的爸妈？

我们一致认为，妈妈已经没有能力居住在老家，一肩扛起照顾爸爸的任务。让她独自承受父亲失智的衰退生活，做子女的更是于心不忍。

大姐坚决强调，要两个人都一起照顾才行，因此提议安排父母搬到台北长住，虽然她偶尔必须驻留国外一段时间，但只要她待在台北的时候绝对可以协助照顾，必要时其他弟妹也可以随时回来支援，大家分工协调还是可以应付得来。

可是，这项提议并没有获得妈妈的同意。我们这才知道要老人家搬家"移巢"是多么困难的一件事！

虽然妈妈在门诊时，医生已经明明白白地告知"你先生得了失智症，这个脑部疾病将致使他慢慢地失去自我，心智像溜滑梯般衰退，直到完全丧失生活能力"。可是当妈妈一回到自己

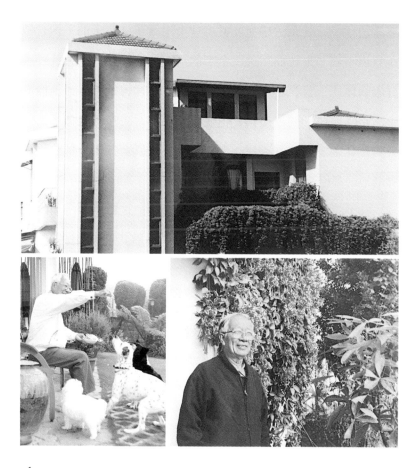

1
2 | 3

1. 台南柳营老家。生病后爸爸虽然失去大部分的记忆，但每当看到这张照片就会用手指去抚摸，充满感情。
2. 在南台湾阳光和煦的庭院与狗玩耍。
3. 爸爸是绿手指，在老家种许多植物，墙面的炮杖花常被新人借景拍婚纱照。

熟悉的环境，就无法接受要搬离这个生活了一辈子的王国，她还意识不到"失智症"这三个字的可怕威胁。她看到爸爸外观健康的体态，自在、有活力跟一般人没两样，她不认为他们的生活是需要协助的。与其要他们搬到台北，关在鸽笼似的大楼公寓里，她宁愿和爸爸住在老家，抬头可以望蓝天，低头可见脚踏地，开门是一望无际绿油油的波浪田。

这个时候爸爸心浮气躁，某种程度的记忆障碍和冷漠的对待，又变得不算什么了。她说："照顾你婆婆几十年都过了，她最后那几年的情况比你爸难应付多少倍？我不都撑下来了？何况你爸只是记忆差一点，脑袋不那么灵光罢了，身体好得很，我可以自己来，没关系！"一时三刻我们没办法说服她，折衷的办法只好是，南部老家与台北两边轮着住。不过，我们坚持他俩至少偶尔上台北住一段时间，一方面方便就医，另一方面让我们有足够的时间观察爸爸病情的变化，这点她接受了。这是时代社会变迁的无奈，多数家庭都面临着同样的老人照护问题。

讨论结束，弟弟在大陆的生意正忙，不能久留，很快又要回去工作。我的女儿、儿子正在高中升学阶段，还有年迈的婆婆需要照料，我也该回台北自己的家了。父母就先暂时留居南部，台北的我们随时等着父母来住。

爸爸的身影依旧穿梭在南台湾和煦温暖的庭院里，每天独自洒水、浇花、铺整砖块、清扫落叶，修剪铁架上的兰花，继续搬东西。没有社交，拒绝电视、报纸。看似平凡的日子中，失智症的魔爪依然一分一秒地蛀蚀他的大脑，没有一刻停留……

不同的是，从现在开始他必须服用胆碱酶抑制剂。医生说，胆碱酶抑制剂是针对认知功能失调的治疗药物，它可以减缓大脑中乙酰胆碱的分解，提高乙酰胆碱浓度，暂时性地改善或稳定记忆和思考能力，可以减缓心智功能的退化速度，也有助于减少异常的行为问题，并增进日常生活能力。

在我还没看出这药物到底对爸爸有没有功效时，问题来了。服用减缓恶化的药物 4 个星期之后，我回到老家要带爸爸复诊时，发现他竟然瘦了 5 公斤。爸爸还跟我埋怨："我的头每天都很痛、很不舒服，好像被什么东西箍住一样，我实在很不想继续吃这种药。"妈妈很心疼地说："你爸爸的食欲变得很差，都吃不下饭，常常说他想吐，还会拉肚子。"

我回到医院跟医生讲了爸爸使用药物后的情形，医生说："那再换另一种同类型的药，好处是它可以调整剂量，我从最低剂量开始让他服用，让你爸爸的身体慢慢适应药物，这样可以减小副作用，之后再慢慢增加。"就这样又平安地过了 3 个月，没有出现任何副作用。复诊时医生说："很好！现在我们一星期增加一点点剂量，慢慢增加到有效剂量。"

又经过了将近两个月，有一天早上，妈妈突然很慌张地打电话给我说："怎么办！你爸爸躺在床上丝毫不能动弹，他说整个屋子都在翻来覆去，头像要炸开似的晕痛，全身僵硬在那儿，还不断地呕吐，我现在该怎么办才好。"事发突然，我家里的事一下子也丢不开，于是我赶快联络大姐南下，然后叫妈妈呼叫一部出租车，请邻居帮忙送爸爸去医院急诊室。

在医院做了全身检查，没有发现任何异常问题，结论是"药物的副作用"。住院期间每天只有打点滴，一星期后爸爸又健康出院了。医生解释说神经性用药，并不是每个人都有这样的副作用，大概是你父亲对这药物特别敏感，反应比较激烈。

事后听大姐形容在医院时，看到爸爸很痛苦地呕吐，全身僵直、动弹不得的样子，顿时感到十分无助，心里非常难过。这是我们印象中爸爸第一次面临所有的事情都需要靠别人协助的困境，尤其必须让女儿协助使用尿壶，他觉得很窘迫、沮丧，认为自己很没用！

对爸爸来说，服用药物是为了减缓疾病恶化，但从几个月的用药经验看，药物带给他的副作用却大于其功效。与家人商量后，我们决定放弃胆碱酶抑制剂，不要爸爸继续服药，接受药物痛苦的副作用，而是尊重他表达出害怕并拒绝吃药的想法。

同时，我们也做好心理准备，既然不用药，从此要真正开始与失智症的战争了——这个时候已经确诊超过半年多了。

回忆起这段往事，我心悸犹存。因为身为家属的我，是该遵从医生指示，给予失智的爸爸按时定量服药？还是该尊重他本人因心理或生理上的抗拒，因药物的副作用而停药？这中间的取舍拿捏，在我内心纠结了好长一段时间。

说动父母搬来台北

2004 年 9 月

我又开车回去探望父母，不再服药的爸爸看起来还是很硬朗。他见到我，很高兴地拿出我上次离开后他又累积的一叠邮件，很长一段时间他不知道该如何处理邮差送来的东西，通常他会收集起来，等到我回去再全部交给我。

我照例从中过滤掉不重要的各种广告单，这一次我发现有一份重要的通知，爸爸必须亲自去办理将磁条码的提款卡更换成芯片卡的业务。

我带着爸爸去学校旁的邮局，跟柜台说明来意后，邮局服务员很快地跟我说明程序后，我帮爸爸重新设定密码，然后很有耐心地再跟他解释一遍。这个时候，坐在隔壁的工作人员竟然高声叫："您就甭白费功夫了，没用的，他来过好几次，怎跟他解释就是听不明白！"我一下子愣住了，但是爸爸似乎完全无感于那位先生带给他的难堪。刹时，一阵无法言喻的酸楚突然涌上心头，我这才知道，为了换芯片卡这件事，爸爸不知道已经跑了几趟邮局！又被邮局这位先生糟蹋了几次尊严！

我不怪那位邮局办事员，在那个时期，社会大众对失智症还很陌生，这是很正常的反应。但这个亲身经历让我深切地体认到，社会大众应该给予失智者及其家属包容和协助。今天发生在我身上的事，每天在台湾，不知道有多少相同处境的家庭遭受到一样的歧视对待！当下，一种感同身受的同理心在我内心深处发芽了，我期许自己：今后在与失智症抗争的道路上，我必须结合更多的力量才行！因此，那股心中的酸痛与不悦顿时一扫而空。

我走到那位先生的面前，很客气地跟他说，"先生，很抱歉，我爸爸生病了，他不能理解你所讲的话。"

他听了以后说："哦，难怪我总不明白跟他讲得那么仔细了，他也来了好几次，怎么老是搞不懂我在说什么？"眼前看来，我是绝对不能继续再把这样的父亲留在乡下老家了。

爸爸忘记怎么洗澡了

当天晚上，妈妈帮爸爸准备好洗澡水，跟爸爸说："水准备好了，你去洗澡吧！"爸爸进去浴室后，妈妈跟我坐在客厅说，"你爸爸最近很奇怪耶，每次进浴室都待很久才出来，有时出来以后，我看那桶水都还好好的，到底有没有洗我也不知道。那桶水会不会是他洗好之后又放的？"我马上跟她说，"妈！你赶快进去看看爸爸，我想他或许是不会洗澡了。"妈半信半疑地被我推进去。

不久，妈妈从浴室出来，无助地瘫在沙发上放声大哭："怎么办？他真的不会洗澡了！我看他坐在那桶水前面，真的什么都没做，他真的不会洗澡了！以后怎么办啊！"接着又说："最近他骑车去丢资源回收的垃圾时，回来的时间愈来愈不稳定，以前大约来回 10 分钟，现在有时半小时或更久才回来。我总是悬着一颗心，站在门口等到他平安回来，他是不是开始找不到回家的路了啊？"

听了妈妈叙述，加上在邮局的亲身经历，我很平静而慎重地跟妈说："从今以后就是要帮他洗澡了，爸爸已经忘记怎么洗澡了，他不知道洗澡要先脱衣服、抹肥皂、冲水……也或许忘记那桶水是要做什么、进到浴室要干什么了。爸爸每天这样骑车出去是很危险的，你又阻挡不了他，万一发生车祸或迷路失踪了怎么办？你生活对外的那部分一向都是依靠爸爸，现在他这些能力都不见了，你们两人的生活将会遇到很多障碍的。

"你们真的不能继续自己生活下去了。我很想、也很愿意帮助您，但从台北开 4 个小时的车回来，我只能住一个晚上又必须再赶回去。请您不要再固执了吧！晚上把行李准备一下，明天就跟我一起回去。在台北住一阵子，偶尔你想回家里看看，随时都可以回来啊！"

当初董医生对妈妈预警爸爸失智症恶化的症状，如今一一都呈现出来了。面对现实的困境，妈妈最终黯然点头，怀着一肚子的不安和恐慌，把自己和生病的老伴交给女儿，隔天我满载着行李和父母一起回到台北。

弟弟预感年迈的父母不宜单独住老家，早在两年前就在我家附近的大公园旁买了一间公寓备着了，好让父母北上的时候居住，我也可以就近陪伴。老人家住习惯了南部，往常只来小住几天又回去，平时这房子老是空着。这下父母总算住到我家附近了。我希望他们能够住久一点，平时父母有什么需要，不用我再大老远地开长途车回去南部了。

帮老人家"移巢"的计划总算成功了。接下来的日子，我每天家里的事忙完，有空就过去父母的住处看看，帮忙张罗生活所需，带爸爸去公园散步，让妈妈休息。爸爸很高兴经常可以看到我，或是到大姐家走动，我们也顺势把他的医疗转到台北来。

尽管如此，他脑部退化的情形速度似乎更加快了。只要一觉醒来，见到我的第一句话就是："你都在忙什么？怎么好几天没看到你来？"或是早上才看过他，下午他就跟妈妈说："贞利都跑去哪里了？怎么那么久都不见人影？"时间长短对爸爸来说，似乎已经失去了原来的意义。

为了防止爸爸走失，我制作、护贝了好几张卡片，上面注明爸爸的名字、家里电话、紧急联络人数据，放在他随身必带的皮包、上衣、裤子口袋里。然后买金属手链，用雷射笔刻上个人资料，因为爸爸不戴手链，于是我又去买了一条完全一样的，跟他说："这个是健康手链，很好看又有特殊功能，你和妈妈一人戴一条，戴上它对身体很好哦！"这才总算让他跟着妈妈一起戴上预防走失的手链。

我再三叮咛妈妈："我没办法 24 小时跟你们在一起，这个地方对爸爸来说是完全陌生的环境，你不能高估他的能力，千万不能让他自己外出，只要爸爸一踏出家门口，无论如何请您一定要陪着他。"

强迫行为

同时，我发现每一次要带爸爸出门，他一定说："等我一下，我先上个厕所。"然后过很久才出来。我问他："爸，你是大便？还是小便？"每次的回答都是大便！而且让我等的时间愈来愈长。

复诊的时候，我跟医生提出这个问题。医生回答说："这是肠躁症，是失智的一种症状，也是一种强迫性行为。通常会有两种情形，一种会便秘，另一种会拉肚子。你爸爸是属于便秘型的，即使没有便意，他也会强迫自己一定要大便才出门。这问题不大，没关系，我开一点药给他吃，可以改善这种强迫症。"来到台北以后，经过固定门诊的医疗，以及子女的陪伴，爸爸的情况还算稳定。

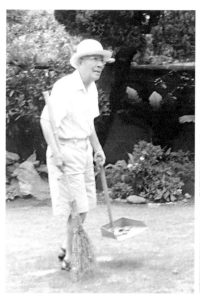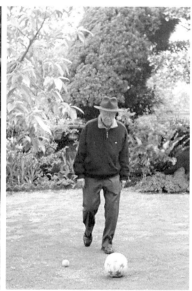

1｜2

1. 为了让爸爸保持活动量，我们会故意将袋中的落叶洒落一地让他清扫。
2. 爸爸曾是足球教练，失智后看到足球还是会本能地踢玩。

照顾妈妈身心失调和婆婆失智

处理好爸爸的事情，多了时间相处和观察这两个老人家，这个时候的爸爸像个小孩很依赖人，我发现妈妈的问题也来了！

她原本就有三高（高血压、高血糖、高血脂）的毛病，加上长时间背负爸爸这个重担，她的情绪表现是焦虑、忧郁的，还有严重的睡眠障碍。她没有办法用健康的心态与爸爸互动，她无法适应另一半连洗澡都不会，为什么连电铃响也不会去开门？

妈妈没有办法调适眼前这个一直在改变的先生是病人，亦或她根本拒绝相信先生已经失智了。所以她对爸爸这些不可思议的行为反应，经常是失控地对他大声吼叫。爸爸每天都像无助惊慌的小孩等着我去，陪他散步，开车载他出去购物，或只是兜兜风，他都很高兴，也让妈妈得到一些喘息的空间。

妈妈的问题还是要解决，否则是恶性循环，结果一定是两个老人家两败俱伤，以妈妈现在这样的身心状况，她真的是没有能力和记忆消退、心智不稳的爸爸生活在一起。所以趁爸爸复诊时，我带着妈妈一起看诊，医生说："你妈妈的焦虑、忧郁是自律神经失调，她的问题源自于长期承受失智症家人的压力。"没错！奶奶往生前几年出现失智症状的妄想、猜忌、情绪不稳、重复行为，和爸爸刚发病的个性改变、情绪障碍、冷漠都是在同一时期进行的。所有家人都不知情，就让妈妈一个人承受两个失智症家人的压力超过 5 年以上。

医生跟妈妈说："我可以开很好的药，帮助你改善目前的精神状况，但是最重要的是要靠你自己，你必须很清楚地了解，眼前遇到的困难是先生的失智症，他像一面墙挡在你前面，你不要拿头硬撞这面墙，你要知道即使把自己撞得头破血流也是没有用，你只能转弯绕过这面墙，才能找到生命的出口。"

妈妈适应了都市生活

后来回想起来，我之所以能揽下这个工作，源于妈妈愿意放弃坚持，到台北来生活，这是非常重要的关键因素。因为当时妈妈是爸爸的主要照顾者，如果她坚持住在南部，我便无法察觉妈妈的身心压力和受创有多严重，最终反倒是她会先败阵倒下，而不是爸爸。

妈妈的自律神经失调问题经过医疗得到舒缓，加上有女儿陪伴，在台北生活一段时间后，她的身心状况得到相当程度的改善。

最令我惊讶的是，她适应都市生活比我想象的还要快、还要好。以前在乡下从不带钥匙，也不用带证件，不会坐公交车，更不会在超市买东西的她，一下子全学会了，而且不排斥。令我宽心不少，也帮了我大忙。

同时，我开始注意周遭有关失智症的讯息数据。有一天，我从报纸上看到台湾失智症协会汤丽玉秘书长谈失智症，并介绍瑞智学堂的文章，我很惊讶台北竟然有专为失智症患者设计的课程，真是太棒了！于是我主动跟台湾失智症协会联系，陪着爸爸去参加瑞智合唱团（当时瑞智学堂只有一个班）；而妈妈也参加了瑞智家属座谈会。

记得妈妈从家属座谈会回家之后说："原来我不是最惨的！大家谈到在家里发生的问题大多是一样的，我跟他们说你爸爸对我讲话口气不好，跟以前不一样，那个李太太说我先生也一样啊！这个病怎么会这样啊？"可以看出妈妈从家属团体中得到了释放、被理解、被接受，感觉心理平衡了许多。

往后几年，我从台湾失智症协会获得了很多对失智症的认识和专业协助，内心更加坚定踏实。爸爸不排斥去瑞智学堂，因为除了唱歌，协会的专员会让爸爸画图，帮忙制作美劳、布置教室，这些都是他以前熟悉的事物，所以他每次都很开心地去学堂。

成功诱导婆婆走出幽暗卧房

2005 年年初，台北的冬天依然泡在阴霾的湿冷中，南台湾温暖的阳光让妈妈舍不得离开，每当我问她："什么时候北上啊？"她总推说："过年后再去吧！"说的也没错，这样的天气连我自己都常怀念起老家的风和日丽。

虽然父母不在台北，我也没闲着。自从对失智症有较丰富的认识以后，我一边忙于处理父亲的问题，一边心里已经做好准备，我清楚知道家里的婆婆，八九不离十应该也是失智症患者。不过这个时候我已经了解如何处理婆婆的状况，她不知道自己的坚持是不健康的，但我知道。

首先，让她适度地离开房间。不能怕违背她就遵照她的意思，整天随她拉上窗帘，单独坐在幽暗的房间里看电视。因此我耍了一点心机，有技巧地让房间电视天线松脱造成故障，搬去修理。房间没电视了，自然她就会来到明亮的客厅看电视，这样也可以增加和家人的互动的机会。

此外，当婆婆离开了房间，我也才有机会潜入她固守许久的地盘，到房里帮她清理尘埃。平时明知道她房间有一层厚厚的灰尘，但她总是拒绝我帮她打扫。我心想也许是不要让媳妇帮忙，我只好叫我的女儿帮婆婆打扫，她也不肯让孙女进去。

当我踏进属于她的环境之后才发现，婆婆的衣柜、抽屉里的物品，穿过、没穿过的衣服全部都塞得乱七八糟，她已经失去原来爱干净的本性了。

接着是如何带婆婆就医？婆婆也是没有病识感的，而且已经好长一段时间拒绝出门，如果我跟她说："妈！您整天在家里面坐，要不要我带您到楼下中庭散散步、看锦鲤？"她总是回答我："要下去！我不会自己走？还要你带？"

或者我跟她说："妈，我带您去医院做身体检查好不好？"她也是回我："我人好好的又没怎样，为什么要去医院？我不去！"还好婆婆的儿女都很孝顺，平时她比较能接受女儿的提议。所以我让大姑了解婆婆的情况后，请她出面跟自己的妈妈说："妈！现在台北县（现为新北市）卫生局在免费帮老人做全身健康检查，你已经好久没做检查了，不用花钱的，只有你们老人才有的福利呢！我带您去！"就这样顺利地把婆婆带到医院去了。

看诊前先交给医生文字资料介绍症状

事先，我已经将婆婆的异常状况用文字叙述的方式，在看诊前先交给医生。经过一连串的检查，医生证实婆婆是中度失智，而且她跟爸爸一样也有肠躁症的问题，但属于腹泻型的。

还好婆婆在我技巧性地让她走出幽暗的房间，每天让她生活在明亮的环境下之后，她加强了与家人的互动，加上药物的治疗，这个时期她的精神症状开始趋向稳定，未见明显的衰退。

有了爸爸的经验，我也将家里的卫浴改造成适合老人家的设备。因为婆婆膝盖退化，行动不便、经常久坐不动，因此她必须坐在减压椅垫上，预防屁股长时间压迫，造成组织缺氧性压疮。现在每天随时协助她上厕所、盥洗、喂食，帮她洗澡、合宜的穿着和生活起居就可以了。

忘记用了一甲子的名字

2004 年 12 月

　　台北的冬天愈来愈冷，有一天我带爸妈上街添购冬衣，妈妈很高兴地选了一件粉色毛料外套，爸爸跟我说："你怎么没有？赶快挑一件！"拗不过他的坚持，我也挑了一件桃红上衣。结账时爸爸习惯性地为我们付钱，掏皮包拿出信用卡，售货小姐请爸爸签名，结果我发现他手握着笔停顿在账单上，用求助的眼神望着我，久久都没动。这个时候，我读到他的心，也为维护他的尊严，不动声色地在另一张纸上，一笔一画慢慢写上爸爸的名字，让他跟着我的笔画，完成签名的动作。

　　从这一天开始，我确定爸爸使用超过一甲子，代表自己的三个字"周祖辉"，已经从他的大脑中消失了，他没有办法再亲自用大脑指挥手写出来了，从此，属于他的信用卡随着曾经的记忆尘封在过去。

爸妈离开老家一段时间，在台北住了 3 个多月后，虽然状况慢慢地稳定，进入掌握之中，但是妈妈终究放心不下空着的老家，妈妈说："该回去看看了……"

照顾父母的生活：边走、边学、边调整

2005 年 4 月，父母继续留在南部老家，妈妈打电话给我说："自从你爸爸听到你身体不舒服，他最近每天下午都会骑车出去。问他去哪里也不讲，我想一定是去赤山岩拜拜，祈求观音菩萨保佑你身体平安！"

我说："你怎么知道他去赤山岩？"妈妈说："因为他都会带一包饼干回来，以前他想求菩萨的时候都是去赤山岩拜拜，而且会习惯性地买饼干供养菩萨。今天下午 3 点多就出去了，一定又去求菩萨保佑你了，到现在快 6 点还没回来，我不知道该怎么办才好？"

听到这个消息我心急如焚，气急败坏地怪罪妈妈说："你怎么可以放他一个人去那么远的地方！如果阻挡不了他，为什么

不跟着他一起出去？这个时候天色都暗了，爸爸一定找不到回家的路了，迷路了啦！你赶快报警，叫一部出租车到处去找找看。"妈妈很难过地说："我没感觉他要出去，出门时我也没看到啊，要怎么把他挡下来？摩托车一发动就跑掉了，我又怎么阻止得了他！"就在我跟妈紧张焦急的对话时，妈妈说："回来了！你爸爸回来了！阿弥陀佛！"

听到爸爸回来了，我才松了一口气，等情绪平稳了之后，我冷静地跟妈妈说："这两三天我不能回去载你们上来，拜托你明天就带爸爸来台北。包一部车或搭火车都行。爸爸现在这个样子，已经失去对环境的认知了，我们最担心的就是走失的问题。家里只有你们两个人，再不听我的劝告，万一爸爸真的走失回不来，你我可得吃一辈子的后悔药了！虽然我这几天身体不舒服，但大姐最近都在台湾，一直希望你们住到她家去，求求你就别再固执了，让大家都安心吧！"这次妈妥协了，隔天果真带着爸爸来到台北，住在大姐家，我也松了一口气。

随时会走丢、用电用火不安全

父母在老家待了4个月，再度回台北时，我特别注意到，爸爸的眼神显得比以前更茫然无助，可以感觉到他的情绪十分低落，见到大姐和我似乎没有太多的欢喜。妈妈经过一段时间的单打独斗，更是憔悴了许多，言语之间充满了对未来的绝望和无力感。我看她的承受力早已超出极限了，若是再放他们二老在老家过日子，迟早会出事：要不就丢了爸爸，要不就没了妈妈。

因此，我再次召集姐弟妹共同讨论父母接下来的生活照顾问题。首先，我们意识到，即使两位老人家住在距离我家 10 分钟车程的地方，还是远了点，爸爸随时都会走失，让他用电、用火都不安全，24 小时都必须随时有人看着，既使我每天两头来回跑，对妈妈的帮助还是很有限，更是无法应付突如其来的危险状况。其次，我们绝不能让身心疲惫的妈妈继续独自扛照顾爸爸的责任，不论接不接受，她都得由我们介入安排未来的生活。

讨论结果，大姐跟弟弟同时提出可以真正卸下妈妈的压力，并能同时照顾父母两个人的最理想办法就是：父母跟我住在同一小区，再加上一位看护分担照护工作。这个时候妈妈像泄了气的皮球，只说："我已经没有办法了，他连洗澡都不让我洗，想出去就出去，我也挡不了。随便你们安排吧，我投降了！你们怎么做我都没有意见！"

看着爸爸的疾病逐渐扩张恶化，没有人知道他未知的明天将如何。当时我想，如果用我的双手紧握住爸爸，可以让他拥有更多当下的美好，减轻妈妈的重担，让妈妈得以夜夜好眠，我愿意肩负起照顾父母的责任。因此，当姐弟妹共同提出父母跟我住在一起的建议时，我毫不迟疑就答应了。当时连我自己也没把握是否能胜任这项工作，是使命感的驱动吧！加上先生的支持与配合，我没有给自己任何犹豫的空间，此刻父母最需要的就是子女的陪伴，而我又何其有幸能奉献给父母"尽力的陪伴"这么珍贵的礼物。

非常幸运地，五月我家那栋楼的六楼有一户邻居迁走，我们在很短的时间内，顺利地为父母找到了新家。

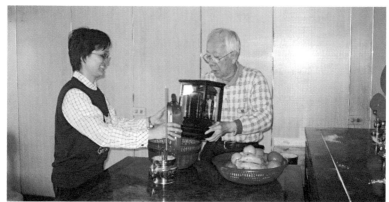

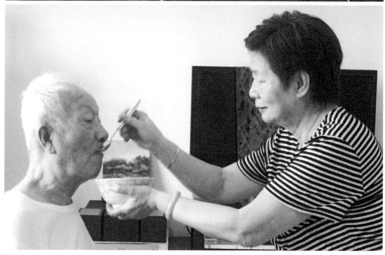

$\dfrac{1}{2}$

1. 2005 年搬到台北之后，我们又趁过年带着父亲回老家巡视一周，并帮祖先搬家。
2. 妈妈和我成为最亲密的战友，肩负照顾爸爸的责任。

面　对

帮母亲适应都市生活

2005 年 7 月

我们从书上了解，改变失智症患者熟悉的生活环境是很不恰当的，但眼前的困境使我们没有更好的选项；当年迈又失去健康的父母，没有一个孩子有条件丢下工作或家庭，回去老家照顾他们时，唯一就是逆向操作，让爸妈搬过来跟子女生活。

打造安全便利的环境

在为父母打造新家的时候，我们很用心地去考虑爸爸的感受，降低新环境带给他的不适应和压力。家具的颜色和屋内的摆设尽量跟老家的环境相近，并从老家搬来很多他认识的东西，平时习惯使用的物品，其中包括很多的老照片。在空间的设计上，我们也做了长远的规划，比如请设计师在美化门的时候，必须考虑轮椅可以通过的尺寸，在大门上装复杂一点的暗锁，防止爸爸自己开门外出。

卫浴设备则要有足够的空间，能够摆放洗澡椅和让我们帮爸爸洗澡，马桶旁要装辅助把手。另外，还预留病床的位置，准备将来有一天，也许需要摆放病床的空间。

爸爸搬来跟我同栋大楼有一个很大的好处，小区的大门管制非常安全，电梯里外到处有监视器，我跟警卫打声招呼，说明爸爸的情况，万一爸爸单独外出，警卫随时可以从监视器的屏幕看到他，透过对讲机通知我们注意，如此能大大地降低爸爸走失的机会，我们也可以减少这部分的压力。

从今以后，我只要搭电梯上下楼，就可以兼顾两边的家，下楼即可探望双亲，吃饭时间爸妈搭电梯上楼就可以跟我们一起同桌吃饭，我可以随时照料父母的生活，感觉自己真的很幸福。回想自己人生的这个阶段，我经常怀着感恩的心，感谢老天！

在我接父母来同住时，女儿正好升大二，儿子也在申请上大学，养育孩子的责任完成了一个重要的阶段，刚好能衔接上照顾父母的任务。看护工来报到的同时，爸妈也搬到我家楼下来了。安顿好爸妈的新巢，大姐和弟弟专程回去南部老家，狠下心帮父母结束掉他们生命中最难割舍的那一部分：清理掉所有的生活物品，把屋子全部清空。

今后若是妈妈想念老家的蔷薇、树兰、沙漠玫瑰，就只能仰赖我们开车载她回去巡礼一周，而且看完就走，不能住下来。沉默，是此时唯一的办法。老家的人都以为爸妈到台北住，是去让子女们孝顺服侍的，并不知道，其实爸爸生病了。

当时妈妈说："今后我不会再带你爸爸回去了，我要让你们的爸爸留给家乡人的印象是永远的周老师。"她要求我们，绝对不要让街坊邻居，以及学校的同事们知道爸爸得了失智症的事。我们答应了，毕竟在那个年代，特别是在保守纯朴的乡下，一般人对失智症的理解和概念，都认为跟精神疾病没有什么分别，会受到歧视与误解。

妈妈就在这种被半强迫的情况下，无奈地离开生活了半个世纪的环境、社交以及朋友圈。70岁的人生突然来了一个大转折，必须带着生病的老公，去适应一个全新的生活模式，这个难度和挑战不要说妈妈了，连我也没什么把握。但是我们没有退路，只能勇敢承担，正面迎战眼前的困境。

妈妈需要心理复健

妈妈原本是个性活泼的人，早年因为长期的家庭束缚而无法参与小区的活动，近几年来，她生活压力不再那么大以后，就陆陆续续加入了土风舞班及小区的妈妈教室，而且还当了5年的妈妈长，在许多活动和公开场合中崭露头角，是老家的风云人物之一，颇为大家倚重，而妈妈也十分乐意带着这群婆婆妈妈们一起为小区服务。

如今来到台北生活，我得设法安排她再加入新的社交圈，一定要帮她丰富一些生活的色彩，于是我带妈妈参与夫家大姐的宗教团体。幸好，她随和的个性让她很快就融入了新的团体中，在团体里也得到很多的友谊，有了友谊，更加推动了社交活动。我很欣慰妈妈在这方面衔接得如此平顺快速，这让我轻松不少。

另外，妈妈的心理复健工作还是不能中断，定期上医院复诊拿药，注意提醒她吃药，也成了生活的一部分。毕竟，妈妈带着爸爸回老家单独生活的那几个月，身心所遭受的重创，到现在还没恢复；她仍旧无法用平静的态度，来面对和接受爸爸失智的事实。我不忍苛责，她的坚强已经让我万分佩服，总要给她点时间来消化这突如其来的变化。爸爸自从生病之后，在老家遇到他自己处理不了的问题时，总是习惯等着我回去南部时再帮他解决。偶尔上台北来，对我更是寸步不离，仿佛跟着我才有安全感。因此，他非常依赖我的协助，现在刚换到新环境，我不敢让家里多出一张陌生的脸孔，怕他更难适应。

于是，我让看护工留在 14 楼帮我照顾婆婆；6 楼爸爸的照顾工作主要由我来负责。这样就可以尽量避免爸爸生活的空间里出现会令他不安的陌生人。此阶段暂时没有让外籍看护工介入，让爸爸在新家每天见到的人，就是妈妈、我、爸爸的孙子孙女和我先生，以及大姐我们几个，这减少了爸对新环境的抗拒。

包容失智长者的妄想症状，用技巧转移注意力

婆婆对环境中多出一位陌生人也会有些异常的反应，但并不严重，对我来说，处理起来并不难。

她的异常反应是，会焦虑得四处翻箱倒柜地找东西，问她找什么？她会说："我那件毛呢外套怎么不见了？"通常碰到这种情况，我不会否定她的认知，而是跟随她的幻想走，这样才

能避免冲突发生。于是，我会跟她说："真的啊？是哪一件呢？是不是咖啡色、过年穿的那一件？"她会说："对！就是咖啡色的那件！"我再跟她说："没关系，我帮你一起找。"带着她一起到衣柜去翻找，接着她肯定地说："一定是那个女孩子拿走的！没有别人啦！"然后她会去掀开看护身上的衣服一层层检查，好抓个人赃俱获！

平常我对看护的训练包括认识失智症，所以对于婆婆的诬赖，因为看护能理解，所以她也可以用耐心包容婆婆的妄想。对于婆婆的妄想，我不仅不纠正她，还要认同她，很快地她的焦虑就不见了。情绪稳定后，再想办法帮她转移注意力，这时候，她就忘记衣服被偷这件事了。

除了妄想东西被偷外，她还经常说自己从早到晚都没吃过半点东西，跟先生告状，说我三餐都不煮饭，都没给她东西吃。这时我也是接受她的认知，不是去解释："你刚吃饱耶！怎么说没吃呢？"而是跟她说："妈！我已经在煮饭了，再等一下就煮好了。"接着再泡一点麦粉或小点心之类的食物满足她的口欲，一下子她就忘记妄想饿肚子的事了。

当婆婆如厕之后，我每一次都要尾随进去善后，如果发现她的排泄物有腹泻的现象（经常会弄得到处都是），为了维护她的尊严或避免引起她的恼怒，我不会质疑她怎么把厕所弄得这么脏，反而很小心地问她："妈！您是不是肚子不舒服？"她的回答是："没有啊！"如果我再跟她说："看您的排泄物像拉肚子，我怕您肚子不舒服，如果不舒服要讲哦！要吃药或看医生呢！"她会很认真地说："那些秽物不是我的，刚才家里不是有来一个女孩子吗？一定是那个女孩子弄的！没有别人！"

除了偶发的妄想、猜忌之外，其实本性很客气的婆婆，在看护工为她做事时，她都会自己掏钱给看护（看护都很老实地把钱交还给我），还一直说"谢谢你！谢谢你！"用心地解读眼前这位长辈的内心世界，接受她生病的事实，我们自然会有宽宏的心来包容她的不可理喻、处理她的异常行为。

两段重叠的邂逅

2005 年 7 月

　　自从答应负起照顾爸妈的责任之后，我知道从今开始我的生活一定要有所牺牲，会有所改变。完成这道心理建设，有了这个认知，在任何情况下为父母做什么我都感觉很自然，一点也不勉强，也感谢先生支持、配合我照顾父母。我们对自己期许：今后一定要把婆婆及爸妈照顾得比以前更好，让他们三老安享晚年。

　　因此，我每天料理好婆婆，交代好看护接棒，再到楼下照顾爸爸，让妈妈休息。每天就是这样楼上、楼下跑。先生的诊所离家不远，万一有突发状况，他随时都可以回家帮忙，减轻了我不少心理压力。

安排生活，推迟记忆和认知功能的退化

失智症不会立即危及生命，只是会让患者逐渐地失去自理能力。所以我必须衡量爸爸的能力，安排适合的活动带他一起做，丰富他的生活，以推迟记忆和认知功能的退化。

开始的时候，我每天早上牵着爸爸的手，带着他出门。爸爸的认知中，仿佛时光倒退到他年轻的时候：牵着女儿的手，带女儿去购物，帮女儿提菜。这个时候，他是一个快乐上街的爸爸。

中午稍作休息后，陪着爸爸看老照片，借由老照片他可以证实自己的存在，曾经拥有的过去；还有写毛笔字、画图、算数学、做美劳……所有小时候爸爸曾经带着我做过的事，我依循他的方式，陪着爸爸再做一次，只不过角色互换了。

人生的境遇何其难料！万万没想到命运之神是如此捉弄人，竟安排我们父女，在彼此的人生旅途中有着两段重叠的邂逅，再走一遍记忆中这段难忘温馨的曾经。

我珍惜这段轮回之旅，希望能一直牵着他的生命倒着走，甚至回到原点才松手。感谢神赐予我如此不平凡的人生经历，

他让我更加谦卑地面对一切考验，无怨无悔。

在这个时期，爸爸已经失去正常成人的耐心和专注力了。室内的活动他无法专注太久，总共加起来不能超过两小时。一旦超过临界点，他会开始不知所措或焦虑不安。因为爸爸的体力还很好，所以室内的功课做完之后，天气好的时候我会带他做户外活动，通常带他去外面时他都很高兴，比如丢投币式的篮球，到公园、运动场散步，或爬一段阶梯到附近山上知名的寺庙。

天气不好、非假日时，我会带他到室内的购物中心、百货公司、地下街。但是不能在假日人多拥挤或很吵杂的时候去，因为那么多的陌生面孔及吵闹的环境，会让他显得难过不安。

爸爸畏惧陌生人的程度，是一般人无法想象的，当家里有亲戚来访时，他不敢踏出房门一步，他害怕面对那张应该记得，却失去记忆的脸，即使尿急也只能躲在房间，使用我提供给他解决排泄问题的尿壶。所以这个时候，我相信纵使爸爸的记忆渐渐不完整，但他其实自己有惊觉失落的那一部分。

为了让爸爸在新环境里增添一点生活乐趣，我买了一对黑纹鸟，爸爸每天都会招呼小鸟，送水、送食物，跟这对黑纹鸟有很多互动。在屋子里养着有生命的小动物，他可以听到鸟叫声、看到小鸟在笼子里活动的样子，有不一样的听觉和视觉的感官刺激。

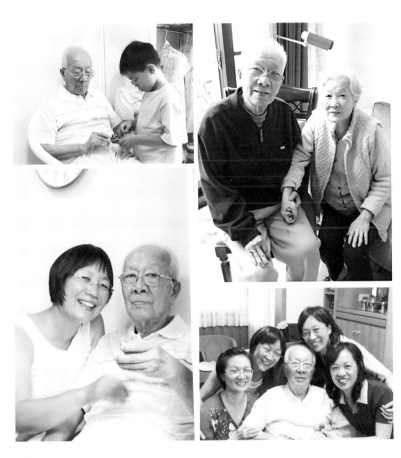

$\dfrac{1}{3}\bigg|\dfrac{2}{4}$

1. 孙子 Jerry 跟爷爷玩玩具的天伦时光。
2. 爸爸和大姑妈感情很好，但姐弟相隔南北两地，所以我们偶尔会相约开车到台中亲戚家相聚。
3. 二姐美玲在德国的安养机构工作，回台时会和我一同照顾父亲。
4. 四姐妹与父亲合照，左起是我、二姐美玲、大姐芬芬、妹妹郁丽。

记得的时间只剩当下

2005 年 9 月

　　陪伴爸爸每天很有规律的生活，平稳地过了两个月，妈妈表示很想去冲绳岛玩，我们对爸爸目前的情况很有把握，认为可以做近程又短期的旅行，趁女儿学校开学前请她陪着我带外公、外婆一起去冲绳岛旅行 5 天。

　　飞机一路平顺地抵达冲绳机场时，爸爸下了飞机站在机坪上，抬头望着这有一对翅膀的庞然大物，很惊奇地说："哇！科学这么发达？怎么会有这样的东西？速度这么快！可以在天空中的云上跑……这么快就到了这里……太厉害了！我从来都没有过这样的经验！"

忘了，忘了，都忘了

虽然爸爸像个好奇的孩子，很高兴地发表着他的"初次"经验，我的心中却在淌泪，爸爸曾经搭飞机游历过无数的国家，横越欧洲、巴西、日本、美国……这些生命中曾经美好的记忆，如今全部都被消磁了。我只能忍住酸楚跟他说："是啊！现在科学就是这么进步！这么发达！所以我才特地带你来看一看这架飞机啊！"即使我用"飞机"这两个字做提示，可飞机对他来说依然陌生无感——他已经忘了这庞然大物叫作飞机。

我们跟着团体行动5天，有3位家人陪着，爸爸的情绪还算稳定，行程也都跟得上，只是吃饭时我们必须另外把他带开，单独陪他吃，因为只要同桌吃饭有陌生人他就坚持不吃，这是此趟旅行唯一比较困扰的地方。

在陪着他坐在只有我们家4个人的餐桌，享用爸爸以前的最爱：虾子和螃蟹，他吃得津津有味，很感动地跟我说："怎么有这么好吃的东西？我从来都没吃过，谢谢你带我来吃！"我哑口无言，不知道该说什么。

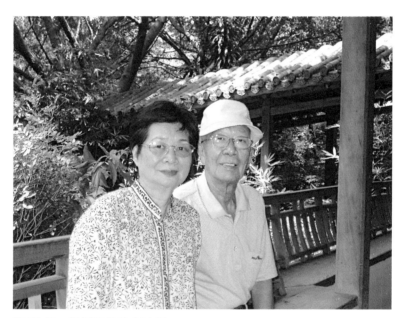

2005 年，妈妈和爸爸在冲绳。

每个当下都开心快乐就够了

爸爸在冲绳海生馆里看到水族箱里庞大的儒艮吃蔬菜，大
魟鱼、沙鱼从头顶的透明玻璃悠哉地游过，当下便不可思议地
惊呼起来。在欣赏当地民间艺术表演时还会快乐地跟着打拍子。
我知道这5天过去后，这里每一幕的快乐与美好都将跟着时间
过去，消失得无影无踪，但对爸爸来说，起码他的每一个当下
都是新鲜的、都是喜悦的，就算此趟对爸爸来说是第一次搭飞
机，第一次吃虾子和螃蟹，那又有什么关系呢？我忽然想起第
一次带爸爸去医院，确诊得了失智症的那天，在回家的车上弟
弟安慰爸爸的那句话："对啦，对啦，忘了就忘了，有什么关
系？记那么多干什么？"

确实，爸爸的记忆仅存的只有当下，希望我能带给他的每
一个当下都是开心快乐的，其他一切都已不重要了。

黄昏症候群

2005 年 10 月

一转眼，爸妈来台北跟我同住也有两三个月了，他们适应的情况非常好，令我十分欣慰。爸爸的病况大致还好，白天相对稳定些。有时叔叔们来看他，甚至还怀疑医生的诊断，他们认为爸爸只是记忆力衰退而已，没有理由相信一个好端端的人，五年后会成为靠鼻饲管进食，长期卧床，命在旦夕的植物人。

但是，没有和他一起生活的人，无法体会失智症对病人和家属最残暴的攻击：黄昏症候群。这是病魔最阴险的一面，它让白天看似正常的病患，到了傍晚太阳下山后变成一只毫无理智、失心焦虑、暴躁恐慌的困兽。看着病人无意识的荒谬行为和无法言喻的痛苦，家人只能眼睁睁地陪他，直到他用尽最后的能量颓然躺下为止，除此之外，别无他法。这是前来探望的亲友们所不知道的失智症症状之一，而我和妈妈已经开始体验到它的可怕了。

医生说得没错，失智症进行到中度阶段，通常会出现黄昏症候群的心智混乱情形。病魔的进击从未稍作停歇，我忧心忡忡，却也束手无策。"走一步算一步，见招拆招吧！总是有办法应付的。"我如是安慰妈妈，也安慰我自己。

着眼于解决方案，而不执着于探究原因

爸爸的黄昏症候群一开始是每天下午大约四五点的时候，他会将门窗都紧紧关上，还要用胶带黏贴窗户的四周，再用广告纸、报纸，或是只要拿得到的纸张，通通贴到窗户的玻璃上，然后拉上窗帘，再拿晒衣夹一个一个地夹满窗帘。所以每天这个时候，爸爸便开始把电风扇插头拔掉，他已经不会使用开关了。让风扇停止运转是第一步，接着开始找胶带、剪刀、纸张、晒衣夹，进行房子的密封工程：关房门、橱柜门，最后再把每个窗口都封死。

妈妈无法忍受他的行为，一再地追问："你为什么要这样做？"爸只顾做他的，完全不理会妈的质问。妈妈只好再插上风扇插头，再打开封好的窗子。妈妈的举动会引起爸爸异常的愤怒，他会突然对妈妈大吼："你这是在干什么！"接着马上再扯下电线，或是用力拨开妈妈正在撕胶布的手。妈妈自从嫁给爸爸，从未受过他这般粗鲁的对待，于是冲突就爆发了。

以往，妈妈总是强势的一方，现在情势一下子逆转了。强词还可夺理，当遇到无理可夺、无词可说的时候，就只能投降了。

看到在一旁掩面痛哭的妈妈，爸爸在这个时候唯一能挤出的一句话竟是："这样不对，要那样才对！"然后自己再把窗子重新封死，窗帘再度拉上，继续夹晒衣夹。

爸爸对受尽委屈的妈妈一点感觉也没有，反而认定眼前的这个人是坏蛋，不安好心。他开始拒绝妈妈接近他，甚至不愿意看她一眼，这更让妈妈伤心欲绝。

我坚信这世上没有过不了的坎，人世间有再大的险阻，只要多用点心，多绕几道弯，一定可以找到另一个出口。对于黄昏症候群所带来的难题，我撇开追问探索"为什么爸爸会有这样的举动"，而是着眼于如何让他稳定情绪，开开心心地完成他认为对的，做了才安心的事，只要是不具危险性就好。因为我们改变不了他，只好调整自己的心态。与其逆势而行，不如顺势而为，爸爸安心不闹，妈妈也才能有个好的睡眠。

顺势而为，不是逆势阻挠

　　我的做法很简单，当爸爸开始拔掉屋内的所有风扇插头时，我便偷偷地把冷气空调打开。爸爸拔不到空调的电线插头，也不会注意到冷气是否开着，于是，爸爸的目的达到了，而妈妈也不觉得闷热，这不就皆大欢喜了吗？接着我做给妈妈看，教她如何应付这每天要上演一次的麻烦。妈妈静静地坐在一旁，看我不但不抢回爸爸手上的胶带和剪刀，反而主动地帮他准备更多工具材料，再带着他到窗户边，让他关上窗户，再帮忙剪胶带、裁纸张，配合做他想做的事，更不时地赞美他做得很棒。

　　由于受到认同肯定，他的情绪就非常平稳，很专注地把窗户黏贴到自己最满意的程度。我让自己回到当年轻妈妈的时候，陪着精力充沛的孩子玩游戏，想法子耗尽他剩余的能量，好让他尽快入睡。不同的是，爸爸是大人、是病人，小孩累了哭闹想睡我理解，也好应付，但陪爸爸"玩"，我必须随时注意他情绪的起伏。一旦他的意识混乱，情绪激动起来，我和妈妈绝对无法制服得了他。因此，看到他开始乱贴、乱剪、急躁不安，四处走个不停的时候，我就得赶快转移下一个节目去吸引他，以缓和他的紧张焦虑，否则再继续下去他就会开始混乱，情况将变得难以收拾。

剪不好、贴不顺，懊恼生气了，没关系，我们就玩别的。这时候我会赶紧拉上窗帘，把令他烦躁的剪刀胶带收走，再拿出晒衣夹给他，他会很高兴，用心地将晒衣夹全部夹在窗帘上，可以夹一百多个。完成这件大事后，他才会心满意足地乖乖配合吃药、洗澡、睡觉。

起先妈妈对爸爸的这些异常行为非常愤怒，尤其怕热的妈妈，无法忍受爸爸在大热天里把整屋子的门窗全封死，而且不准开电扇。她又不习惯吹冷气，坚持要吹电风扇，为此两个人几乎天天上演铁公鸡。更让她为之气结的是，爸爸对窗户窗帘的无厘头捣蛋，看他每天浪费掉那么多胶带，看我浪费几个钟头陪他玩，等他玩够了，我还得去处理善后，她一开始对我的做法并不十分认同。可是，我了解黄昏恐慌症加诸病人的痛苦，如果他的痛苦、焦虑得不到纾解，病人跟照顾他的人将会两败俱伤，其结果是更加深痛苦的指数，让照顾者无力招架，趴地不起。爸爸做的这些事，也许在外人看来，无法想象为什么，但是我有一个观念：只要是在安全的范围内，不管爸爸做什么，能够让他得到安定、快乐、满足，甚至成就感，我都会让他做，并陪他做。等到晚上他睡着了，我再拆掉窗户上所有不应该存在的东西，隔天当黄昏来临时，又是他"第一次"布置窗户的时间，就这样日复一日，从准备东西让他自己粘贴夹，到我做、他跟着做，到我做、他跟不来，到我做、他没感觉。我陪着爸爸，看着他一路的退化过程，期间总共一年多。最终，我们一起熬过了黄昏恐慌的考验！

对这个黄昏症候群的问题，我有一个心得，尽量在这段时间让爸爸待在固定的环境里，让他做同样的事情，不要改变他的生活作息或习惯的空间，这样可以降低他的混乱情形。

站在爸爸的位置看世界

妈妈后来也明白我的道理了，她理解到爸爸异常行为背后隐藏的痛苦，如果这样陪伴可以让他得到情绪稳定、快乐，她也乐于照着我的方式对待这项考验，不再抗拒爸爸的反常表现，并且开始学着陪爸爸玩窗户和窗帘。

当爸爸手指退化到无法准确地完成使用衣夹的动作，得靠妈妈来帮忙时，她反倒心疼了。恨不得佛菩萨能让爸爸再度恢复手指的功能，还能天天夹一两百个衣夹。之前她感到痛苦不已的东西，如今成了永不回头的奢求。妈妈能够转念跨出这一步，对于往后的日子真的很重要。这一年来虽说辛苦，却让她学会了珍惜当下。

随着心智的衰退，爸爸对色彩的感官也回到小孩子的阶段，只要是彩度高，令人喜悦、快乐的颜色他都喜欢。他会去衣柜找出他最爱的粉蓝、粉红之类的漂亮衣服，穿在身上，然后秀给我们看，可以想象这类衣服都是妈妈的，妈妈的身材较高挑，所以爸爸几乎可以穿妈妈的衣服。妈妈也会故意放一些爸爸喜欢的衣服在明显处，让他尽情地去玩衣柜、穿这些衣服，并且赞美他。只要可以带给他快乐，等他玩够了，就行了。我们的工作只是多折几件衣服而已啊！

我们曾在傍晚爸爸焦虑躁动时，四五个人坐在餐桌旁，一人拿一本书，扮演学生的角色，用学生与老师的互动方式跟爸爸讲话，结果他很快就安定下来了，而且很高兴地开始当老师帮我们上课。

顺着他的毛梳，天下太平

通常我会站在失智者的位置看事情，这个时候如果是我，我想怎么做？我不可以坚持常理去看待失智者的内心世界，要站在与他同一个位置看世界。用这样的方式陪伴爸爸走这一段混沌期，让他觉得自己是被接受、被认同，是有成就感的。结论是混乱时，只要顺着他的毛梳，就会天下太平。黄昏症候群，现在看来，其实也没那么可怕。

爸妈开始分床睡，也是从这段时期开始的。同床共枕超过半世纪的恩爱夫妻，走到这一步，妈妈的感慨与无奈是无以言喻的。但她调适得很好，值得赞许。

夏天还没过完，妈妈每天少不了风扇，而爸爸却怕风，不吹电扇。父母睡在同一张床上，非常别扭。从前在老家生活，爸的冬被是全年不收的。他体谅妈妈怕热必须整夜吹风扇才行，而怕风的他，为了体贴太太只好自己捂着大棉被睡觉。

当他失智到这个阶段时，照顾太太的潜意识还在，可是已经忘了原来的体谅与尊重，取而代之的是我执心：自己怕风、怕凉，认为睡觉得盖被子才行。同样地，他要求妈妈也得像他一样捂着被子睡，并拔掉电风扇插头（因为他不会关电风扇）。

"这才是对的！"爸爸的思维只剩下简单的二分法，没有"因为"和"所以"，因此，他整晚一直注意着妈妈有没有把棉被盖好。可怜的妈妈，跟爸爸做完夹窗帘的游戏已是精疲力竭，好不容易熬到上床睡觉，却每每让爸爸执意为她捂被子的事搞得火冒三丈，不得安眠。如同她说的，这日子是没法子再过下去了!

睡前的"游戏"

我深刻了解到必须同时兼顾爸妈两人，照护的工作才能顺利。妈妈的睡眠障碍原本就十分严重，得靠助眠药才能入睡，现在又让爸爸这么一搅和，失眠的情况已经到了连安眠药都失效的地步，可怎么办才好？

我想了一晚，结论是：两人一定要分开睡。想办法压下爸爸对自己独睡的抗拒，目前最急需解决的问题是给妈妈充分的睡眠时间。隔天一早我马上到六楼进行分床的工作，顾不得爸爸的反应了。

首先，请人把双人床搬走，再为爸妈各买一张单人床。两张床沿着墙成 90 度直角摆放。晚上趁爸爸没进房前先偷偷打开空调，等爸爸玩累了，洗好澡、刷了牙、吃过药，带他进房间。我陪他躺在床上，用他懂的语言聊着他懂的故事，目的是分散他的注意力，在他尚未察觉不对劲之前就入眠。

不过，计划失败! 最终还是被他发现床不一样了。躺着躺着，他突然抬起头，看看四周说："咦？这样是不正确的！"接着起身下床，二话不说，迅速地把对角那张空床推过来跟他的床并在一起，思虑显得还很精明，我却心里暗自叫苦。

然后他要我睡中间，妈妈等会儿要睡另一边。我们就这样三个人躺在一起又哄又陪地等爸爸睡着，再小心翼翼把床推回另一侧。

这样搬床的游戏也玩了很长一段时间，直到爸爸没感觉是自己单独睡在一张床上。回想这段往事，感觉当时爸爸像个天真的孩子，算是苦中作乐吧！不由得会心一笑。

那时陪着爸爸入睡的时候，常常我自己都睡着又醒来、醒来又睡着，他居然还没睡！有时近半夜好不容易等他睡了，妈妈也吃了药睡着了，我才回到楼上躺下。没多久，妈妈电话又来了："你爸爸又醒过来了！"这时我一定要赶快下楼，因为妈妈用了助眠药，没办法应付眼前的情况。

那段期间，先生看到我深夜上楼回家，才刚睡着，没多久又要下去，常常很贴心地说："你睡！我下去就好！反正等一下我只要碰到枕头马上可以睡着的。"爸爸很喜欢这个女婿，先生跟爸爸说的话，他都听得进去，所以先生很快就可以搞定爸爸入睡。每当我使尽招术还搞不定时，先生是我手上的最后一张王牌。

我也曾好不容易提早哄爸爸睡着了，难得一次再踏进久违多年的电影院看场电影，把自己还给先生和孩子几个小时。到了电影院买好票，椅子没坐热，戏正要开演，拿起手机准备转成静音的时候，妈妈的求助电话就来了！我顾不得跟他们说再见，马上起身回家。先生跟孩子们也明白怎么回事，一个接一个摸黑走出来。我对他们感到内疚，希望他们留下来继续看，但他们最终还是陪我一起回家。

我十分感谢先生的体谅和支持，更欣慰有两个这么贴心懂事的孩子。感恩老天爷的赐予，让我拥有这个家，再辛苦都值得了。

明显地，爸爸的病情又下了一个大台阶，眼看亲爱的爸爸被病魔摧残成这样，心愈来愈痛，照顾的心情也愈来愈沉重。我常常在爸爸睡着后，看看墙上的时钟已是午夜时分。轻轻带上大门，走入电梯，泪水再也止不住地流下来。记忆拉回到那段日子，我清楚看到爸爸的倒转人生，转得那么明显！那么彻底！那么地教我痛！

转念才能坚强

失智症一步一步将爸爸经历过的老年、中年、壮年、青年、少年，种种人生抹灭得一干二净，船过水无痕，父亲回到幼儿阶段了，时时需要女儿的陪伴，我从原先对父亲的"敬爱"变成了"溺爱"。此时我们父女的角色对换了，只要能让爸爸高兴、稳定情绪，我愿意为他做每一件事情，为他准备各种生活用品。

我每天耐心地陪伴他入睡，像昔日当个哄孩子睡觉的妈妈一样，一边拍着孩子的背，一边唱着他喜欢的儿歌。不同的是，在陪伴孩子成长时，心中充满的是希望，知道孩子的人生将不断往前走，会愈来愈茁壮；但是陪伴爸爸的这段岁月，看着爸爸停滞的人生受困于一滩死水，生命是倒着走，生命之火愈来愈微弱。

回到 14 楼的家，先生看着我红着眼拖着疲惫的身体进门，不断地安慰我："你很清楚爸爸得的这种病是不可预期的，这场战争要打多久没有人知道；妈妈年纪大了又有忧郁症，再也经不起任何闪失。你如果不能随时调整心境，抱着如此伤痛的情绪，如何有能力面对接踵而至的挑战呢？"接着又说："你的姐弟妹每天只能靠越洋电话问候父母，你也看到他们每次回来台湾探望父母后，总是拖着沉重的心情上飞机，如果你用另一个角度想，何其有幸能够亲自照顾父母，每天下楼就可以看到父母是否安好，这样不是最幸福的吗？"先生这番话从此帮我转念，提醒我存在的价值，如果我自己不健康、不坚强，如何肩负起照顾父母的责任呢？

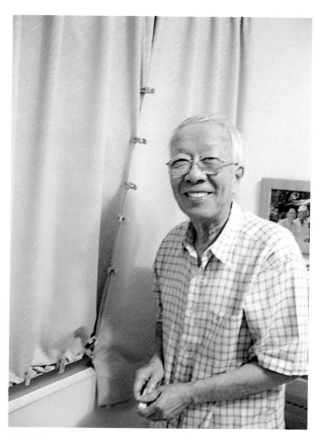

爸爸黄昏症候群发作时，我们配合他一起夹窗帘，赞美他很棒，他的情绪就会恢复平稳。

接　受

残酷的宣判

2006 年 3 月

爸爸的作息日夜颠倒和睡眠障碍的情况日趋严重，生活自理、理解和表达能力又退步了许多。又到了复诊的日子，爸爸进到诊室，如往常一样先来个近九十度的鞠躬，向医护人员致意。医生及护士一眼就认出爸爸，连忙起身回礼，他们对这位行礼如仪，风度翩翩的患者印象特别深刻。医生听了我们叙述爸爸最近的情况后，再次安排整体检查和心智评估测试，最后送到我们手中的是一张新的诊断证明——"中度失智症"。

残酷的宣判，再度证实当初董医生对爸爸病情的评估一点也不夸张。失智症是一种不可逆的疾病，病情只会每况愈下，毫无复原的机会。拿到这张中度失智的诊断证明，代表爸爸衰退的情形更严重了。

医生很小心地跟我们说："适当的用药可以让病人得到稳定和休息，照顾者可以得到喘息。我能理解你们的辛苦，但是你们必须了解他这样的混乱和失眠也是很辛苦的。"其实之前医生曾建议使用精神药物和助眠药，可以改善失智症患者的精神行为，并提升睡眠质量，但是妈妈认为药物都是有副作用的，拒绝医生的建议。

配偶最难接受另一半生病的事实

看到中度失智的诊断，妈妈也无可奈何。这一年多来，妈妈在和失智老伴交锋的过程中已经深切体悟到，我们永远是失败的一方。爸爸记忆的破洞任凭我们再怎么努力也填补不了。有了这层觉悟，她终于鼓起勇气说服自己，这位曾经是她的天、许诺托付终身的最爱，同时也是家庭顶梁柱的爸爸，已经渐渐远离我们了。

她不忍心让爸爸受苦，更不忍心看着我一起被爸爸拖进失智症的黑暗漩涡中，于是毅然决然地接受建议，跟医生说："好吧！只要能让他白天开心，晚上安睡，该吃什么药，医生请您尽管开吧！每次看到他什么苦也不会说，一脸哀戚的表情，我真的再也受不了了！"

在适当的用药下，爸爸的失眠和躁郁情况终于获得稳定的控制。

有一天晚上，不知怎么地，爸爸躁郁症又发作了，整晚慌乱地走来走去的，用尽一切办法也无法让他平静下来。最后他走进浴室，用手猛力地扳动水槽的水龙头，阀门不断地开了关、关了又开，一再重复做这些动作，似乎想尽办法要把水龙头拆下来。

我和妈妈看了老半天，始终猜不透他到底想表达什么。折腾到半夜，他仍然无法恢复平静，我只好关掉水龙头总开关，让水无法流出，看看他有什么反应。爸爸扳来扳去，发现水不出来了，突然转身抓起挂在墙上的卫生纸塞进嘴巴。

这是他从来没有过的动作，我无法想象他有多痛苦，因为无法表达，而我也猜不出来。心急伴随着心痛，望着墙上奶奶的相片，我默默祷告，请求奶奶指点迷津，让您的儿子安歇吧！

妈妈赶紧上前把他口中的卫生纸挖出来。他马上又拿起塑料袋往嘴巴里塞，看到什么就塞什么。我和妈妈完全溃败，无力招架。最后，爸爸嘴里塞满东西，口水一直流，气喘吁吁，累得瘫倒在沙发上。

幸好这些异物没被他吞下，我和妈妈连忙把他口里的东西掏干净，将他搀扶到床上，爸爸一躺下就睡着了。

此时，天也亮了。

我回房休息一下，顾不得睡，十点不到再度下楼到爸爸的房里探看，才发现爸爸的左脸颊明显红肿，原来是牙齿痛让他整夜抓狂！

这真是情何以堪啊！他的痛苦说不出来，我竟然没想到是"痛"引起他的躁动。枉费家里有一位牙医师女婿在楼上睡得安安稳稳，白白让老丈人牙痛了一整晚。

唉！真是冤枉啊！

真相大白，一夜的疲惫一扫而空，莫名的舒坦油然而生。

我在照顾爸爸的过程中，始终秉持的信念是：尽管每场战役都败给了失智症，可是我一定要知道因何而败，败也要败得光彩，虽败犹荣。因此，我最怕失去对爸爸病情变化的掌握。病魔每进化一阶，我得立即转移阵地，且战且退，以减低伤害的程度，尽量保住实力。用拖延的战术，努力为爸爸保存不断流失的意识。一旦明白他异常的原因，我就释怀了。

进入中度失智之后，爸爸逐渐忘了如何正常走路，开始用滑步式的碎步拖行。有一天，我带他去台北火车站接从花莲旅游回来的妈妈。尽管我很小心地牵着他走，他却还是让地上的一块约半公分厚的纸板绊倒。因为他拖着脚丫子走路，遇到任何障碍都可能让他跌跤，爸爸一下子跌坐在硬梆梆的地板上，害怕地"哎呀！哎呀！"大声惊叫。

我用尽吃奶的力气试图拉起爸爸，却怎样也拉不起来。他已经不知道要如何从地上爬起来的动作了，他若无法主动出力，光靠我的力气是徒劳无功的。最后，我放弃了，只好陪着他坐在地上，抱着他、安抚他，直到一位好心的先生经过，才帮我将爸爸一起拉起来。

经过这一次的教训，我开始特别注意爸爸"行"的安全。只要他出门，我一定再三叮咛陪同的人，要留意前进方向不能有任何障碍，即使是半公分的纸片对病人都是十分危险的。

洋娃娃与鹦鹉成为最佳辅具

我常常会陪爸爸站在窗台前看小区楼下中庭的景物。有一天，我指着下面满池色彩缤纷的锦鲤给他看，他很有兴趣，看得十分开心。我怕他站太久腿酸，想带他回椅子上休息，他却不想离开窗台。我想，在这里没有危险因子存在，就让他多看一会儿吧，于是先离开窗台去忙其他的事。

过了半晌，我突然发觉爸爸还伫立在原地不动，站那么久，腿一定酸了。我走过去拉他，一转过身来，只见他满脸怒容，原来他等不到我去带他走回椅子上，生气了。

我这才了解到，爸爸已经退化到想转身回头都不会了。今后我不仅要照顾他的生活起居，更要扮演他知觉功能的角色，如此才能保持他基本的生活质量。

有一次我带爸爸去逛购物中心，他突然伫立在婴幼儿的童装区不动，紧紧盯着橱窗里摆设的娃娃，高兴得嘴巴喃喃自语，久久不肯离去。回家后，我把孩子小时候玩过，一个会讲话的娃娃找出来，抱在怀里给他看，已经好久不讲话的爸爸看到这个娃娃很兴奋，马上从我手里接过去，抱着娃娃一直讲个不停。

虽然我们无法理解他讲话的内容，但是可以看到这个娃娃好像是他倾诉的对象，他疼爱娃娃的模样，又好像对待自己的孩子一般。他把娃娃视为真实的孩子，如果看到有人单手抓起娃娃，爸爸会很生气，必须轻轻用抱的方式才行。

顺着他的知觉走，大家都跟他一样，把娃娃当作真实的孩子对待。就这样，这娃娃好朋友陪了他好长一段时间，不论做什么事，他都要带着这"孩子"。

每当该吃药或该睡觉时，他常常不合作，这让我跟妈妈很伤脑筋。刚好台湾失智症协会的汤丽玉老师送给我一只装上电池会讲话的鹦鹉，有实时录音、实时播放的效果，爸爸对它很感兴趣。所以，我只要跟鹦鹉讲："老师，我们吃药好不好？"鹦鹉随即复颂："老师，我们吃药好不好？"爸爸听到鹦鹉的问话，会马上说："好！"然后很快地把药吃下去。睡觉时间到了，我会提着鹦鹉走在爸爸面前，跟鹦鹉说："周老师，我们去睡觉了！"他会很高兴地说："好！"跟着鹦鹉走进房间，很合作地依鹦鹉的指示躺下来。

每位失智症患者到某个阶段以后，会毫无修饰地把他原本的人格特质表露出来，因此，反应出来的症状表现各有不同。如果我们能在生活中，细心地揣摩他的内心世界，再加上辅助的器具，就不难发觉安抚他的方法和适用的照护方式。

当时的我，面对失智症千奇百怪的进击招式，近交远攻，既妥协又突袭。而永不退让的中心思想是：务必让爸爸在安稳的环境下自在生活，减低痛苦的指数。我知道往后还有更加严峻的挑战等着我，而且一波比一波凶险。我了解此刻的平稳，只是双方交战中的短暂停火，失智症的火力重炮还没上场呢！现在，只能且战且走，静观其变罢了。

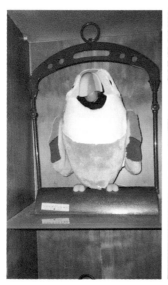 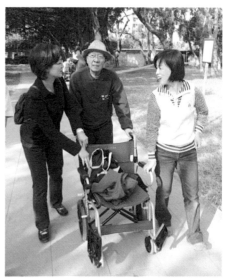

1 | 2

1. 会说话的鹦鹉成为安抚爸爸的好帮手。
2. 天气好的时候，我们推轮椅带爸爸到公园，用手牵引走一段路，发觉他体力不支了再坐轮奇。

镜子里的不是我啊！

2007 年

世间事捉摸不定、幻化无常。失智症让爸爸从现实的人生道路上脱轨了，陷入另一个无明的世界。随着病魔的不断进化，爸爸的识能和智能一路往下滑。

他忘记了岁月曾在脸上刻画过的痕迹，每当他见到镜中苍老的自己时，总是摸着脸，哀伤地说："这哪是我？我不是这个样子啊！我的眼睛不是这样的啊！为什么有这一条一条的线？"因此，他常常一个人躲着，用菜瓜布刷洗脸上的皱纹和四肢的黑色斑点。他没法理解，为什么镜子里这个皮松肉垮的老人会是自己？

爸爸年轻时有着一对大眼睛，生病前的他双目清明、炯炯有神，尽显智慧与活力；如今，大大的眼睛依旧，却失去了原本的晶亮，只剩下空洞无神的双瞳。

每次进到电梯，从小庭训严谨的爸爸总是很有礼貌地跟电梯里的每位乘客行礼致意，连对镜子里的自己也不例外。经常看他在镜前、镜后来回走动，原先不明白他想做什么，后来才知道他在找镜中人。看电视时，偶尔也会起身走到屏幕前，伸手要去牵电视里的小孩；或是弯腰探向电视机的后面，找看看汤姆跟杰瑞是不是在里面。

这种空间感的流失往往带给他巨大的恐慌，比如浴室门口的深咖啡色止滑垫，正常人走过踩过，一点感觉也没有。但是对爸爸来说，它好似一个门口的无底洞，踏上去就像跌入深渊一样可怕！所以他总是很小心地绕过那块止滑垫。

以前带他去百货公司或捷运地下街散步，我们上下楼梯都习以为常地搭手扶梯或走楼梯，没想到现在那一阶阶有高度落差，并有深色止滑条的阶梯，却变成爸爸最害怕的。由于视觉空间感的障碍，在他看来每一阶都是绝命悬崖，因此，他不敢把脚抬起来踏上阶梯。

这也是为什么每当他离开熟悉的环境后，就显得惊慌失措。如果不明白这个原因，照顾者和失智者都将会很辛苦。爸爸不会用言语表达后，他用眼神让我知道他的害怕惊慌。透过他的眼神，我知道他的不安，或是他需要安抚协助。眼前的爸爸，对比于印象中的他，总令我不胜唏嘘，内心感慨万千。常言"最是人间留不住，朱颜辞镜花辞树，好花终会离枝，美人终将迟暮"，世事多变，真是一点都不错啊！

病情演变到这种程度时，视觉空间感的障碍在日常生活中总是困扰着爸爸。之前在家里带着爸爸进行的那些家庭作业、户外活动，都已经不适用了，无法安稳他的躁郁。原本每天固定运动的路线，因为他不敢再踩上任何台阶，只好避开，改走平面笔直的路。在他眼中最熟悉的卧室也变样了，当他躺在床上，看见敞开的房门，竟会感到无比恐惧，一直跟我说："都不对了啦！那个东西怎么会这样？都不对了啦！"我相信他的视觉神经送进大脑时，传达出来的空间感是扭曲的，所以像台阶、开着的门，以及所有高低、深浅、远近的空间概念，他都已经失去辨别能力，如同刚出生的婴儿一样。

此时的爸爸，也像婴儿般容易受到惊吓。下雨天坐在车里副驾驶座，迎面洒在挡风玻璃上的雨水，也会让他忙着左右闪躲，深怕雨水打到自己。

亲身经历了这段病魔的演化过程，我终于体会到失智症是如何教人心碎、让人畏惧、令人疲惫的病。在这个时候，我也深刻了解：让社会大众普遍认识失智症的倡导工作，是多么重要且刻不容缓的事，只是当时机缘未到，我实在无心、也无力参与。

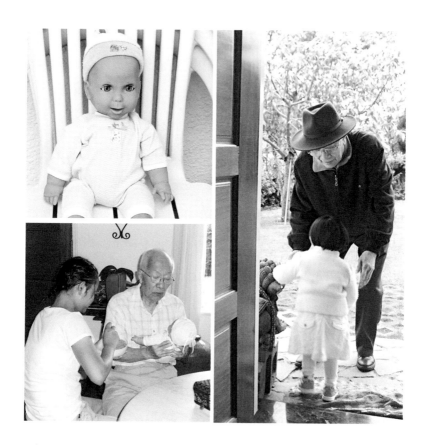

1. 爸爸一直很喜欢小孩子。
2. 我找出孩子小时候的娃娃，没想到父亲像疼爱孙子般爱不释手。
3. 爸爸小心翼翼地抱着、哄着娃娃，仿佛回忆起过去打理家务、照顾小孩子的经历。

周老师去上学

　　台湾失智症协会的汤秘书长了解我和妈妈的痛和累，建议我们使用失智症日间照护中心，每天规律地让失智症患者到日间照护中心接受认知课程的训练，由专业人员带领参与团体，或许还有提升生活功能的空间。另一方面，照顾者也可以在长辈去日照中心时，得到适度的喘息。

　　收到这个信息，我马上跟先生在住家附近找到合适的日照中心，但申办好手续之后，如何让身边一直跟着家人的爸爸，加入新的团体，对我来说又是一项考验了。

　　我跟爸爸说："爸！你好久没有去学校上班了，今天我带你去学校看看，好不好？"这几句话里面的重点有他熟悉的"上班、学校"，因此爸爸很高兴地跟着我去"学校上班"。

到了日照中心，我先陪着他慢慢地适应新环境和接待的人，每个照服员对他都很尊敬，老师长、老师短，亲切地招呼着，让他觉得自己是受尊重的，那里的环境和人都是友善的。我跟爸爸说："爸！我很忙，先去办点事情，您先在这里帮老师准备一下教材，等一下就来接你喔。"当下他认为自己是有任务的，也就很合作地留下来了。

下午当我又回到日照中心时，大门一打开，看到的竟然是满脸焦急的爸爸，他很着急地告诉我："你去哪里了？我一直在等你，从窗户看出去，外面都没有你的车。"

就这样一天、两天、三天过去了，每天固定时间去接人时，门一打开他就站在那里等着我出现。加上前一晚他跟我说："我不要去学校了，去那里很没意思！现在的学生都不去学校上课，那个学校我都没看到学生，只有看到家长，我不去了！"

让爸爸去日照中心

其实，每天接送爸爸，对我也是一次次的煎熬。看到爸爸守在那道被锁起来的大门里，焦急地等着我的出现，我内心感到非常歉疚。我总是一再地跟他说对不起，保证下次不会再丢下他一个人了。天天说着同样的谎言，我终于忍不住了，同时也意识到，如果不是改变方式令他安心留下来，这样骗他不是长久之计。

于是我跟日照中心的高主任说："我想以后让爸爸来上半天就好，我不要让他整天在门边等着我。"

高主任跟我说："其实每位刚进来的长辈都是从守在门口开始的，请你给我们一段时间让我们认识他，找到适合他的照护方式；同时也是需要给他时间认识我们、适应这里，请相信我们，群体生活的互相学习，和我们安排的认知课程，一定有机会提升他的生活能力，以后你会看到他每天很高兴来这里。"

果真，三周后，日照中心掌握了爸爸的个性、脾气、生活经验，对他导入个别的照顾计划，加上我不断密集地与日照中心沟通，提供爸爸的个人资料，我们很明显地看到他在生活习惯、记忆、应对方面进步很多，觉得他走起路来也更有力。主要是爸爸每天早上起床就有一个目的：要去学校，因而很准时又规律地在小区楼下等，直到他信任且已熟悉的人开着交通车来接他。

到达了"学校"，每位照服员皆称呼他"周老师"，这三个字几乎是爸爸一辈子的代号，所以他很自然地融入到那个学校的环境中。原本在家他已经开始忘记怎么自己吃饭、洗脸、刷牙，经过照服员的引导和与同学共桌吃饭，一起站在盥洗台前互相学习，现在他又可以自己吃饭了。在家盥洗时，只要我刷牙、漱口、洗脸给他看，他也会在一旁跟着我做。虽然这些最基本的生活自理能力，对一般人来说既平常又简单，可是对一个失智症患者来说，要留住这些能力是那么不容易。爸爸在日照中心能够获得这些有形的进步，我们真的很满意。

他的个性不喜欢热闹、嘈杂，所以只要团体康乐活动的时间，照服员就让爸爸在安静的角落临摹书法或引导他画图，他都可以专注地做这些曾经熟悉的事情；照服员知道他曾经是足球教练，便引导他踢球，爸爸都能精准地玩球，令中心的人员们都感到讶异。

结束一天的活动，傍晚又搭交通车回来，每天回家下车时还不忘付车钱给司机，为他开门的警卫也会得到小费。我们都帮爸爸准备玩具钞票，让他维持买东西要付钱、乘车要付钱的习惯。

维护尊严

自从爸爸生病，他不仅慢慢失去生活自理能力，也会因疾病而造成心智残缺不全，在外人看来，他的神态、表情绝对不如以往般自在，他的尊严只能靠我们去帮他维护。

我们认为要维护爸爸的尊严，带给外人第一印象的是眼睛看到的，所以外观是很重要的。尤其妈妈一向注重得体的穿着，所以每天早上她都很费心地帮爸爸打理穿着，即使他是去日照中心接受照护，妈妈还是让爸爸保持以往上班时的整洁、得体、优雅。

但是对于一个自理能力不足的失智症患者，穿着不仅要整洁、得体、优雅，也得兼顾舒适、容易穿脱，不能让衣物过于复杂，造成如厕时的阻碍。因此，我们依爸爸解手的习性，精心地在裤子方面下了一番功夫。西装裤不要有扣子和皮带的设计，腰部改成松紧带，裤裆保留拉链的存在；如果是松紧带式的运动裤，则在裤裆开口处装拉链。

日照中心的团队提高了我们照顾爸爸的质量，爸爸每天带着如绅士般的气质出门，平稳地去日照中心，我跟妈妈终于可以在白天得到较多的喘息空间。我自己又回到参加多年的合唱团和读书会，也不会经常再从朋友聚会中缺席。大姐接送妈妈去参加银发族卡拉 OK 班，我也安排妈妈去鹤龄中心参加撕画艺术班，加上她原本的宗教团体，还有定期的医疗，妈妈的生活丰富了许多。

生命恢复了色彩之后，妈妈才跟我说："当初如果没有搬来跟你住在一起，我觉得跟你爸爸这样下去的生命是没有任何希望的，我简直没有活下去的勇气；可是现在看到你们五个这么孝顺地为父母设想一切，我觉得自己是最幸福的妈妈。"

听她这么说，我心里很庆幸，还好当时决定让父母搬来住在一起，否则也许社会版又会多一桩老人照顾老人发生悲剧的新闻。

带一套衣裤放在日照中心

虽然爸爸每天依然规律地去上学，但是心智衰退的脚步没有因此停止下来。病魔依然纠缠着他不放，他的人生还是继续倒带。

爸爸想要表达完整的一句话不是那么容易，傍晚从日照中心放学回来后，他会很兴奋地想要分享学校发生的事给家里的人听，努力从记忆库里所剩无几的词汇中，翻找出他能用的词来描述"学校"当天的"新闻"，但透过他嘴巴传送出来的声音，我们接收到的是一连串的单字，像乱码一样无法被解读，偶尔还掺杂日语。虽然听不懂，但我尽量不打岔，仔细听他的报告，中间附和一两句："真的啊？""喔，是喔？""接下来呢？"等等，不断鼓励他继续说下去。

一旦进入他的觉知领域，再运用我的想象力帮他接续补充，串连故事，他会愈讲愈有信心，也愈有兴趣说话。为了维持爸爸每天难得的说话机会，我先去认识日照中心的工作人员，和他们保持联系，从中了解爸爸每天参与的活动内容。这样我跟爸爸才有共同的语言可以沟通，不至于变成鸡同鸭讲。陪着他编辑当天在日照中心经历过的事情，一方面提升他的记忆能力，另一方面又激励他说话的欲望，真是一举两得。

有一天，爸爸从日照中心回家时，手上提着一个塑料袋，里面装着早上出门穿着的衣物，虽已经洗好但湿着的裤子、鞋子，身上换穿的是第一天报到时，高主任请我准备的一套放在日照中心的裤子、鞋子。当时我没问为什么，只是遵照指示行事。直到那时我才意识到：爸爸这样退化下去，总会到失禁的地步，而日照中心早有经验了。

送爸爸回家的照服员解释，其实爸爸早上一到中心就失禁了，但他们并没有马上通知家属来处理，而是帮他清理得干干净净，让他很有尊严地照往常作息，继续一整天的活动。我从他的手中接过那一袋湿漉漉的衣裤，心里的难过和痛楚实在是笔墨难以形容的。

　　我接爸爸上楼，打开那包洗好的衣裤，衣裤上散发出淡淡的熏衣草的香气。虽然还是湿的，却没半点异味。看到日照中心用爱心满满的态度来处理长辈失能的问题，让我相当感动。把别人的父母当作自己父母的慈悲心，值得效法学习。心中的那分难过倏地一扫而空。

　　爸爸刚到日照中心时，不知如何跟我说"主任"这个名词，但他还知道这个被称呼主任的人是中心的最高领导，所以他回家都用"那个头目"来形容主任。隔天早上我提着一个大蛋糕去日照中心"头目"的办公室感谢工作人员，并为我家长辈给工作人员造成的负担深表歉意。结果高主任告诉我："你不要这么客气，这是我们应该做的事，第一天我请你要准备一套衣裤和鞋子放在这里，因为我们知道有一天会发生这种事，你也要做好准备，接下来爸爸即将进入失能阶段了。"感谢提醒，这一天，果然悠悠而至了……

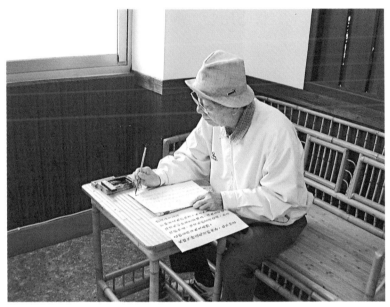

老人家像托儿所的小朋友一样每天去日照中心，照服员会依长辈个性安排适当的活动，例如爸爸不喜欢热闹，就安排他在安静的角落临摹书法。

将心比心、顺势用力

原本家里只安排一位看护工，在十四楼全天候照顾、陪伴婆婆。现在爸爸开始失能了，白天勉强还可以应付，可是夜间加上更换尿片、清洗工作，我们就无法兼顾了；加上爸爸的肢体僵硬，一点也无法配合看护者的料理动作，照顾工作加重了许多，远远超出我和妈妈的能力范围，所以必须再增加一个人手才行。

第二位看护来家里报到后，主要待在六楼负责爸爸的照护，也可以陪着他一起去日照中心，让爸爸可以在外人的协助下持续规律的生活作息。

自从日夜跟父母生活在一起后，为爸爸洗澡的工作开始由我接手。这个时候我才了解为什么爸爸会反抗妈妈帮他洗澡，可是不会拒绝我帮他洗澡。

如何帮失智者洗澡不会引起反抗

以陪伴幼童的心态，面对心智退化到如幼儿的长者，作子女的会比较容易调整心态，去迎合失智的老人家，并且得到他们的信任与配合。但身为老伴，从年轻到老的生活经验及互动模式，很难让他（她）们接受另一半如此巨大的转变，更别说硬压着自己融入失智者荒谬失真的情境中，找出互信交流的程序密码。

因此，妈妈遇到跟爸爸沟通不畅的情况时，一下子声调就拉高了，嗓门也变大了，动作粗鲁不耐烦了，脸色更是结了一层霜。爸爸完全听不懂话语的意义，只用简单的二分法来判断谁对他好，他可以信赖谁。他从别人对他讲话的声调、语气，或施予他的动作来判断对方的善恶。如果对方声调高亢、尖锐、动作粗鲁，他就把这些人归类是不客气、不好的人，不喜欢也不接受"不客气、不好的人"靠近他，甚至不看对方。最终，爸爸洗澡的时候几乎不让妈妈接近浴室，却自然地接受了说话轻声细语、动作轻柔体贴的我和看护。这场景令人徒呼无奈，妈妈的沮丧失望是不难理解的。

我清楚眼前这位，是被病魔掉换过来的爸爸，而且还不断地继续在变化，但是不管他变成怎么样，我对爸爸的爱始终如一，我深信一个人无论怎么改变，最深层内在的本初一定不会消失，他们的尊严一定存在的，因此我时刻都尽力维护着两位失智长辈的尊严，用尊敬的心与他们互动，因此爸爸和婆婆都把我归类在"好人帮"里信赖我。

虽然失智，仍本能捍卫尊严

爸爸对人物容貌的记忆更加退化，喜恶的表达也较差了，因此对于家里面多了看护这张陌生的脸没有特别的感觉，于是我开始让看护介入爸爸的照顾工作，但是开始时，我还是必须带着看护跟我一起照顾爸爸，让爸爸慢慢地熟悉和接受新的看护。一段时间后，看护才完全接手为爸爸洗澡的工作。

我经常在失智症照顾座谈会时被照顾者提问："为什么当我们说'妈妈，我帮您洗澡的时候，她是高兴的，也会让我带进浴室。可是当我把她带进浴室，脱下她的衣服时，她却开始反抗、生气、骂人，激起暴力的意识，甚至会打人？'"

很多时候照顾者都忘了"妈，我帮您洗澡喔。"这一句很简单的话，虽然她听了，也笑了，但并不代表她知道这句话代表什么。妈妈高兴地被带去浴室，莫名其妙地站在那里，身体被脱得一丝不挂，然后不断地有水往身上冲来，用一只手往身上搓洗……这些突如其来的动作惊吓了她，她认为尊严被侵犯了，她会自然地反抗、挣扎、抗拒，为了自我保护而产生暴力行为，攻击对方。

如果我们换个方式，先在浴室准备好洗澡水，一张舒适、安全的洗澡椅，一条大毛巾，还有一些会引起她好奇、喜欢又不怕水的东西，像黄色小鸭、水中玩具等。在合宜的情况下，也就是在她情绪稳定的时候，轻柔地跟她说："妈妈，我们去洗澡喔。"然后带她到浴室去，一面轻松地跟她讲话也好、唱歌也好，一面引导她转向眼前有趣的东西。当她的注意力被你转移时，你要站在她的背后或旁边，一边帮她脱衣服，一边用大毛巾遮掩身体，尤其是重要部位，然后让她坐下来；不要让她觉得自己是裸露的，不受尊重的。

接着，轻轻、慢慢地用水从下肢开始拍湿，让失智家人认为水接触到身体是舒服的、没有威胁性的，以后再逐渐增加身体接触水的面积，别忘了还是要继续跟她说话，让她分神。通常在适当的时候拿掉大毛巾，她已经知道洗澡是怎么一回事了，而且让她在很有安全感的环境下，觉得你是友善的，坐在那里洗澡是舒服的，是受尊重的，她就不会反抗了。再次提醒：虽然我们的家人失智了，她无法表达自己的意识，但是我们永远要记住，她的内在意识是存在的。

高兴的时候洗全身，不高兴的时候洗半身

但是，不是每一次都可以这么顺利进行的，我们要有个概念：为失智家人洗澡这件事，他（她）高兴的时候洗全身，他（她）不高兴的时候洗半身。不要牵强地要求每一件事都要达到自己的理想状态，或按照自己的意思行事，否则会像拿自己的头去撞墙壁一样。面对失智症患者的疑难杂症，要接受即使撞得头破血流也达不到你希望的，"随顺转念"是照顾者必修的学分。

带着看护一起工作

在招聘看护时，我通常会先看手中的基本数据，选定好条件相对符合的对象。在未报到前，先做一份工作内容介绍给她

作参考，包括认识失智症，以及未来要照顾的这位长辈可能会面对的问题，如果看护是外籍人员，请中介公司将介绍翻译成她们国家的语言，寄给她先阅读。

报到之后，我会用一个月的时间，全天带着她一起工作，让她完全清楚我要求的重点在哪里。重点和要领掌握了之后，我会再花两个月的时间，看着她做，试着让她自己处理突发状况，以便了解她的能力怎么样，心理素质和抗压性如何。我们不能期望来报到的看护都具备十八般武艺，但至少要掌握所交付她的任务，能做得好与可能做不来的部分。整个训练过程前后大概要三个月的时间，才能逐步建立起良好的默契。

留意看护的身心

照顾失智老人是一件相当耗费心力的工作，我们必须时时注意看护人员是否能担此重任。我对看护人员一贯的要求是：耐心、爱心、同情心。因此，刚开始的第一个月，我亲自动手做给她看。我的用意是要传达一个重要的讯息：他是我的爸爸，请你学我的方式对他，待之如己父。如果看护人员能有这份体认跟爱心，基本上已经让我安了大半心了。有些看护人员身材较小，体力负荷量较差，我跟妈妈会同她一起工作，并尽量安排多一点的时间让她休息。毕竟，有那份心才是最重要的。

除了心态要正确外，我对工作质量的要求，需从最基本的尊重长辈做起。讲话语气要轻、要柔，动作也一样要温和；跟长辈讲话时，视线要在等高的位置，或者是由下往上的位置，注视他的眼睛。当你要帮他做任何事情时，一定要当作他是听得懂的人，一字一句慢慢地告诉他，要注意尽量不要带给对方压迫感。我经常提醒看护人员，失能者非常没有安全感，容易遭受惊吓，言语动作务必要轻柔温慢，才不会激发他自卫反抗的行为。

怎样帮阿公洗脸才不会吓到他?

以帮阿公洗脸的例子来说，如果你手上拿一条毛巾，站在他面前，一句话也没说，忽地把毛巾往老人家的脸上一阵搓抹……这个动作对失智失能者而言，几乎等同是一种攻击行为，会带给他巨大的惊吓和压迫感！

因为他根本不能理解一条湿毛巾往他的脸扑上去的动作，只是要洗脸罢了。他的反应是受惊、屈辱、生气，然后本能地反抗，抓住你的手不放，也许你的手因此就受伤了。倘若照顾者不了解长辈的感受，不学习正确的互动方式，这位长辈会因此被列入有暴力倾向的黑名单。

假使你是站在他的侧边，动作前先轻轻地跟他说："阿公，我帮你洗脸喔。"看他没有不好的反应之后，再将毛巾慢慢地接触脸庞的侧边，眼睛看着他，一面慢慢地擦，一面继续跟他说话："我们把脸洗干净，洗香香的好帅喔！"此过程中如发现他有所抵制，就马上停止手上的动作。

如此，让他在安心的氛围中完成我们的工作。这样的互动方式可以说是事半功倍，很容易被他接受，比硬着来省却更多的麻烦。次数多了，时间长了，老人家对洗脸的这个动作便不再反抗。

在纠正看护的错误动作，或不合宜的言行举止时，我会很清楚地让她了解为什么不能这样，而必须那样做。相互理解是人与人沟通互信的基础，在照顾失能长者的工作上，我们必须与看护人员并肩作战，同心协力才能把事情做好。

因此，我尽量避免用绝对服从的命令来要求或指正看护，而是用教育者的心态来辅导她，让她知道我要求改进的理由何在。一经解说，她明白认同了，下次就不会再犯同样的错。

帮看护换尿片，教导她心领神会

例如，教看护如何帮长辈换尿片，是看似简单的一件事情，但我的做法是先让看护躺在床上，想象自己是一个需要被换尿片的病人，然后我帮她换尿片。借此让她亲身体验被换尿片的感觉、希望被尊重的感觉，以及感受失能长者无以言喻的无奈。

如此，她一下子就完全明白我的意思了，超越所有的语言隔阂，当下心领神会，之后她做得很好，处处考虑到该怎么做，长辈才会感觉到是受尊重的、舒适的。每一次换尿片，她从打开尿片开始就会注意维护长辈的尊严，适当地遮掩重要部位，避免裸露私密处带来的羞愧感。

此外，我会教看护在为长辈洗澡时，或换尿片清洗下体时，要戴上洗澡专用毛巾或护理专用手套，不要直接赤手接触长辈的私密处。对照顾者或被照顾者来说，都是一种相对的尊重。

失智长者通常已失去准确的表达能力，若再加上失能，任何照护上的小小疏忽，都可能引发非常严重的后患。所以我总是不厌其烦地再三嘱咐一些容易被忽略的小细节。虽然很累、很辛苦，可是如果因为这千百遍的叮咛，而免除更糟糕的后果发生，我宁可烦一点、累一点，心就安一点。

怎样清洁病人的私密处？

　　老人家皮肤的清洁卫生，是每天的工作重点。可是，不恰当的清理方式是造成老人家皮肤受损，发炎的主要原因之一。严重者会导致蜂窝性组织炎或形成褥疮，给病患及照护人员带来极大的不便和痛苦。对这项工作，我的要求特别谨慎和严格，丝毫不容许马虎。

　　以最常出现状况的私密部位清洁方式为例，我的做法是先用清水将阴部擦拭干净之后，再用柔软的干毛巾以"轻压式"的方式拭干。千万不要使劲地来回擦拭，以免造成阴部细嫩的皮肤受伤。必要时也可以用吹风机吹干腹股沟和阴部，要确保绝对的干爽之后，才能再包起尿片。这项工作如果做不到位，很容易引发湿疹或褥疮。

　　照护者要随时提醒自己：婆婆或阿公是完全不会表达的人，甚至他们长褥疮了，粗心的看护可能几天了都察觉不出，直到有异味才到处翻老人家的身体，看哪边出了问题。因此，在为他们做清洁工作时，必须靠我们的眼睛，仔细检查身体的每一个部位，看皮肤是否有比较红的区块？或是有脱皮、出血？亦或是有汗疹特别明显的地方？一旦发现异常，马上找出原因处理，防止情况恶化。唯有如此，才能让老人家远离皮肤顽疾与溃疡的纠缠。

怎样照顾循环不好的下肢？

除了私密部位外，足部的皮肤也较容易发生问题。老人家的肢体末梢循环不好，活动力不佳，对温差的感觉较迟钝。

冬天要注意下肢的保暖，预防足部的冻伤，使用电暖器、电热毯或热水袋时，要小心注意保暖器温度的控制和置放的距离，随时检视这位不会告诉你太烫的长辈，避免造成烫伤。夏天则要注意霉菌的感染，预防湿疹或香港脚。这些都是失智失能长者经常碰到的足部问题，因此对足部的护理、保养不能掉以轻心，每天清洗足部之后，要仔细帮长辈擦干每个脚趾缝，避免滋生霉菌。

对所有的清洁工作都要有一个正确的观念，就是清洁每一个部位之后，都必须使其"干燥"，然后才能达到"干净"。我们为长辈擦洗脸部、阴部、足部、身体的毛巾和装水的容器都

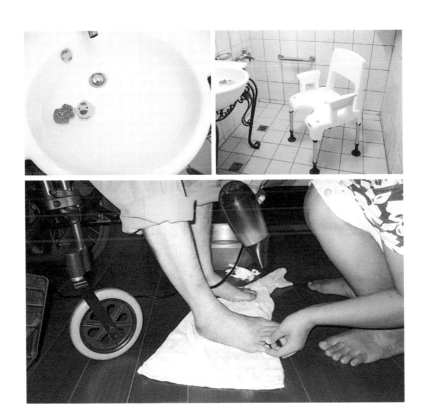

$\frac{1}{2}$

1. 帮老人家洗澡时可善用玩具、一边聊天分散注意力，让他在感觉安全、友善的环境下进行。
2. 洗过脚后要确保拭干，趾缝的部分也要吹干，避免生疮。

要是专用的，不可以共享，以免万一足部或阴部滋生霉菌造成交叉感染。

在教导看护如何协助病人躺、起、行、卧、坐这些方面，我也会让看护充当病人，亲身体验，让她知道在轮椅上如何坐，在床上如何躺卧对被照顾者是最舒适的；同时教导她如何移动身躯僵硬的病人是最省力的，以免因施力不当造成病人或自己筋骨受伤。特别是当病人与看护人员的身高体重相差较大时，我们更要注意防范在移动病人的过程中可能造成的伤害。

我们每天还要注意长辈喝水的量，小便、大便的颜色和量，都要细心观察记录。如果营养不均衡、水分摄取不足，每天的排泄不正常，都会影响病人的认知，造成混乱，引发更多的问题。

有训练的看护才能事半功倍

我认为，多花费一点心思和时间来强化看护的思想教育和专业技能，是绝对必要且值得的。毕竟来到台湾从事照护工作的外籍看护，本身并不具备合格的看护认证，对于照顾失智失能的老人，她们需要专业的指导、完整的训练才能胜任这项艰巨的工作。

第一时间训练好看护，往后我们彼此才能有共识，工作质量也可以有保证。所以家属先自己做给她看是第一首要的。我深信不管是哪个国家、哪个民族的人，每个人都是有善心的，只要我们用心示范、指导，她会随着我们一起关爱这位失能的长辈。万一家人本身无法提供照护训练时，建议可以向有关单位申请居家照护员到家服务，自己连同外籍看护工一起学习和认识照护技巧。

这十年来，因为家里一直有聘用外籍看护工，所以我常常思考看护工的问题。我曾经跟四位小学同学聚会，我们到了这个年龄，家里父母多已年迈，面临的都是亲人老、病的问题，很巧我们其中四个人的家里，都各有一位长期卧床的爸爸或妈妈，另一位是父亲患糖尿病，多年行动不便。

我们的长辈都是由外籍看护居家照顾，聊起来竟然其他三位卧床的长辈都有褥疮的问题，而有糖尿病的老人家经常久坐在椅子上，尾椎的部位竟形成一个直径五公分大的缺氧性压疮，非常痛苦。

我听到时，心里不是庆幸，而是很感慨，怎么会这样呢？目前台湾家庭看护工的需求量那么大，但是政府只管引进看护工入境，之后呢？对于看护的工作能力和品质，却没有一个专职单位来负责训练和评鉴。

看护工一入境，隔天就直接送到雇主家，即刻上岗工作。万一她接手的对象是重症卧床的病人，没经过基本的专业训练，这些年轻又没经验的小女孩，如何胜任这样的看护工作呢？遇到这种情况，病人得不到优质的照护，家属也感受不到看护的工作价值；而外籍看护初到台湾，就面对如此沉重的精神和工作压力，做不做得下去都成了问题……最后落得损兵折将，徒劳无功。这完全是政策可以改善解决的问题，无奈政府有关单位似乎仍束手无策。我衷心期盼这个弊端能尽早得到重视并早日解决。

直到病危，每口食物都从嘴里进去

我总觉得我们家的餐桌文化，是世界上独一无二的温馨。

饭桌，在我家是最神圣的地方。打从我掌厨以来，只要用餐时间一到，我要求所有在家的人一定得齐聚餐桌；看电视的、聊电话的、躲房间的……当我一喊"吃饭了！"大家都很合作地上餐桌各就各位，坐在自己的位置上。哈啦哈啦地又吃又聊，幸福洋溢，这是我们一天当中最甜蜜的时候。

长时间以来，我们家餐桌每个人的位子都是固定的，自从婆婆跟爸爸陆续出现记忆障碍之后，用餐时间一到，老人家一上桌，只要哪个位置是空的，他们就顾不得吃饭开始相继点名："XX怎不来吃饭呀？""那个XX怎么还没回来啊？"因为孩子上大学以后，回家吃饭时间不固定，虽然先生餐餐在家吃饭，但如果去开会或打球就整天不在家。但老人家餐餐点名问话，像两台录音机不断播放同样的问题。

我实在无力一直给出答案和解释，只好先跟他们讲一次位置空的原因，接下来必须开始转移他们的注意力，例如"妈，您看今天这南瓜饭煮得很香吧！你还要不要喝汤？""爸，您试试看这虾子很好吃耶！今天去学校有没有打球，是不是那个头目载你回来的？"等等，只有这样才能让播放问题的录音机暂停下来，轻松吃饭。

逐渐地，爸爸和婆婆的退化更严重了，想点名找儿子、孙子来吃饭也叫不出名字了。到最后，一人吃饭一人饱，餐桌位置上是不是空的、坐了谁、少了谁，对婆婆跟爸爸已经完全没意义了。可是，我家这个优良的吃饭文化还是保留了下来，家庭的每一份子都十分珍惜跟老人家相聚一起吃饭的时段。

我们自始至终以尊重的心，让两位长辈坐在餐桌前和大家一起用餐，让老人家不会有被排拒的感觉；也提醒年轻人不要忽略了爷爷奶奶的存在。既使老人家已经退化到坐轮椅上桌、需要喂食；吞咽出问题，经常因受呛、打喷嚏、咳嗽把嘴里的饭菜喷得满桌都是，弄得杯盘狼籍，家里没有任何人会因此而生厌；大家只会忙着协助照顾、安抚老人家和帮忙清理餐桌，之后继续用餐。

　　婆婆的位子在爸爸的对面，她在吃饭时会看着爸爸接受看护的喂食，然后用奇怪的口吻跟我说："为什么不让他自己吃？叫小姐不要喂他嘛！要让他自己吃比较好！"可是婆婆却没有感觉到自己同时也是一口一口在接受我的喂食。有时我在忙，还没空上餐桌，我妈也会帮忙喂婆婆，这是一幅温馨、隽永的画面，这在我家餐桌上都是很自然的事。

调整饮食、改善肠胃

　　家里长辈的饮食内容一直都是由我亲自调理，为老人家准备三餐真是一道大学问。婆婆的肠胃毛病行之有年，一直接受医师的药物治疗，才能维持在相对稳定的状态。可是，正常的排泄情形只能维持一段时间，之后又开始出现不明原因的腹泻，而且会持续好一阵子。当腹泻的情况发作时，我跟看护每天要处理好几次婆婆的排泄物，工作量突然增加许多。胃肠道发生问题当然是赶快再求助医师，但经过各种检查，医生也查不出到底问题在哪里，答案只能归咎于"年纪大了，自然老化，失能包尿片也是正常的。"诊断不出原因，医生也就无法做什么处理，只能居家继续观察。

后来我仔细观察婆婆大便的情形，发现她并没有失能的现象，一有便意时，她还是可以清楚意识到，随即有要上厕所的动作，只是她憋不了从客厅走到厕所的这段距离，还来不及坐上马桶，排泄物就出来了。为何憋不住呢？因为大便过稀。

发现婆婆的问题后，我想应该还有努力的空间。我开始着手记录给她吃的食物内容，再对照排便的情形。我发现九十多岁的婆婆肠胃非常敏感，她的消化系统已经退化到宛如婴幼儿般脆弱。于是我开始逐步调整她的饮食习惯，在保持均衡营养的情况下，改成少量多餐，食材要选择容易消化的，并调整烹调方式，食材要烹煮成软食，每一道菜再用剪刀分开剪碎，并且不可以将食物混在一起剪，才能让每道菜都保留它的风味。

此外，还要筛选出引起婆婆腹泻的因子，例如某些种类的水果、奶制品和油脂类。经过一段时间的努力，改变婆婆的饮食习惯和内容，加上持续的关注，她的消化系统终于恢复了许多，排便的情况也正常了。

在照顾老人的经验中，我深深感触到，只要用心，不轻言放弃，奇迹真的会出现。解决婆婆腹泻的问题，或许可以让她避免或延后终日穿纸尿裤的时间，不但让婆婆继续维持较有尊严且优质的生活，同时也大大地减轻了我和看护的工作负担。

想尽办法延长咀嚼与进食的能力

爸爸的饮食问题又有些不同。他原本戴活动假牙吃东西，当他开始不会刷牙之后，口腔的清洁工作就必须靠别人帮忙了。每次吃饭前后帮他装卸活动假牙，都得要费一番功夫。

有一次帮他把活动假牙取下来时，他觉得很不可思议，指着我手上的假牙，再指自己的嘴巴，用惊讶的口吻说："怎么办？怎么会这样？怎么有的在这里？有的在那里？"真的是让我哭笑不得。

戴活动假牙还有一个问题，老人家的牙龈、齿槽骨随着年纪增长多少会萎缩，直接影响活动假牙的舒适度，万一不舒服时，食欲就不好，嘴巴张不开。更严重的是，牙龈容易受伤溃疡、感染发炎。爸爸不舒服时不会表达，经常看到他流口水或在帮他清洁口腔时看到牙龈红肿，才发觉他口腔出问题了。这个问题反复发生，我只好不再让他戴活动假牙吃东西；但没了假牙，爸爸口腔里也就没有完整的牙齿可以咀嚼了。因此，在准备他的食物时必须多花点心思，考虑他咀嚼有困难的问题。

从此，在爸爸吞咽能力还可以的时候，他跟婆婆吃的是一样剪碎的软食。虽然婆婆和爸爸的食物都是软食，但为了让他们享受咀嚼的乐趣，偶尔我会用大小适中的软糖给他们咀嚼。

2008 年，爸爸的病程已经进入重度的第二年。曾经有一阵子他的吞咽功能发生问题，进食量非常少，几乎不吃，活动力也愈来愈低，加上他曾经是烟龄 35 年的老烟枪，所以当他年纪愈来愈大时，活动力降低，当然就削减其心肺功能，积痰的现象日趋严重。

种种迹象显示爸爸"最坏的情况"即将来临，我心里顿时蒙上了一层厚厚的阴霾。于是我带爸爸到附近医院求助医生，结果医生说："重度失智到这个地步，为了避免痰多形成肺炎，建议你们要在家准备抽痰机，必要时要帮他抽痰，而且他现在进食情况不好，搞不好还会有呛食的情况发生，万一造成吸入性肺炎是很危险的。从现在开始，你父亲最好要用管灌食的方式进食。"

我跟医生说："谢谢您的建议，我会准备抽痰机，但是请先不要帮他插鼻饲管，我们还不考虑接受管灌食，进食的问题我们会再努力看看。"我很清楚，灌食意味着什么。仗打到现在，可以说是鏖战方酣，我和失智症的抗争是愈挫愈勇，斗志高昂，眼前绝对没有弃甲投降的理由！

推着爸爸走出诊室时，不管他听不听得懂、有没有反应，我跟他说："爸，我们回去好好吃饭，绝不许你插鼻饲管，好吗？我们一起加油！"回家后，只要爸能下咽的，只要爸爸肯张口、肯吞的，只要他喜欢的，只要、只要……反正，我吃了秤砣铁了心，什么都喂，就是要他张口吞下去，包括有水果味的婴儿食品，还有布丁、蒸蛋、蒸过的苹果泥、果冻、蛋糕、苹果西打……能吃多少算多少，想尽千奇百怪的方法让他张口。

有一次我们用一块菠萝在他鼻子前面来回晃几下，菠萝香甜的味道竟然引诱他张开嘴巴，就这样闻一下菠萝、喂进一口食物，那一餐吃得全家高兴成一团。其实花点巧思，用我们的能力，很容易找到让自己幸福的事。

别急着"填鸭"，预防呛到

和爸爸一起努力了大概一个月，我观察到他吃东西的情况进步很多，开始慢慢地恢复原本正常的饮食了。跟以前不同的是，为了让他更容易吞咽，让食物经过咽喉没有异物感，现在每一道菜都用食物调理机分开磨成泥状。

为了保持食物的可口和原味，而且依然是爸爸熟悉的味道，我不会把所有的菜一起放进调理机，因为青菜一旦打成泥，味道会变得很怪，混在一起简直令人难以接受。所以我会在青菜泥中添加芝麻酱或花生粉调味，爸爸就会高兴地张嘴吃。总之，我就是想方设法让每一样菜都是又香又可口的，让爸爸每天都开开心心地享受吃饭的乐趣。

在为失智症患者准备饮食时，我们有时候会忽略他们对食物的感官认知还是存在，变成只顾及到营养和热量是否兼俱，却没考虑到餐饮是否可口对味。一旦味道不对，老人家不会说，只会皱着眉头抿着嘴。不知原由的话，会误以为他们是不是哪儿不舒服了。我发现只要是喜欢的、熟悉的味道，他们吃东西的表情会让你知道的！

我指导看护对重度失智长辈的喂食技巧，一定要求她千万"慢慢来"。重度失智长者的咀嚼和吞咽功能都大幅下滑，缺乏经验或个性较急的看护人员，不经意地就会抢快，最后变成"填鸭"而非"喂食"了。这是最容易造成病人受呛的原因，不得不小心注意。

喂长辈喝的每一口开水、每一匙食物都要专心注视，配合老人家吞咽和呼吸的节奏，并且不时地调整每一匙食物的量和速度，确定长辈口中食物已吞下，才能进行下一步，千万不能赶、不能催。

　　我们务必要让看护了解：一定、必须这么做！否则老人家如果呛伤的话，将会造成危害生命的吸入性肺炎，或因呼吸道阻塞而窒息。

　　此外，爸爸一直都不喜欢喝白开水，如何让他维持足够的进水量，也是一项大工程。除了汤和食物中的水分外，我们会想尽所有的方法为水添加风味，又不会让他摄入过多的糖或钠离子，以免造成身体负担。因此，爸爸每天都可以喝足一二百毫升以上健康的水。

　　调整好食物和饮水问题，爸爸又慢慢恢复了正常的吞咽能力。虽然喂食用的汤匙愈换愈小，饮水从杯子换成吸管，再换成小汤匙，乃至到生命最后的半年用滴管进水。我很庆幸，尽管爸爸一路退化到卧床，直到临终都是很有尊严地从嘴巴吃进每一口饭，喝进每一口水。

痰多的问题也急需解决

　　爸爸晚上躺卧时，如果呼吸夹杂着痰多的唧筒声，我就坐立不安，因为这意味着爸爸会有肺部感染的隐忧，势必要设法把呼吸道中的痰清除才可以。虽然家中准备了抽痰机，可是我觉得用机器抽痰，对被抽痰者来说太痛苦了，对象又是亲爱的爸爸，所以我一直没勇气为爸爸抽痰。

不抽痰，又该如何是好呢？我改用喷雾蒸汽机试试。我请担任胸腔内科医师的堂哥指导，在机器内加化痰药。在痰多的时候，先让爸爸吸入加了化痰药的喷雾蒸气，等这一步骤完成后，痰就不那么黏稠，再用拍背排痰的方式让爸爸把痰吐出来。

如果痰多到有点异常时，排除感冒的因素后，我会检视前天和当天的食物内容，找出引起过敏、造成呼吸道痰多的食物。找到以后要记录下来，哪些食物会引起过敏，产生过多的痰，以后就不能给爸爸吃。

用这样的照顾方式，直到 2011 年年初，爸爸完全卧床后，蒸气吸入和拍背排痰的护理工作，成了每天早晚的例行公事。如果有异常痰多现象，则增加蒸气吸入和拍背排痰的次数，间隔 4 ~ 6 小时一次不等。虽然爸爸的重度病程进行了六年多，卧床将近三年期间，但在严格把关下，始终没有让爸爸引发过肺炎，因为我们一直让他保持肺部干净。肺部没有积痰，避免呛伤，便可以大大降低肺炎的发生率。

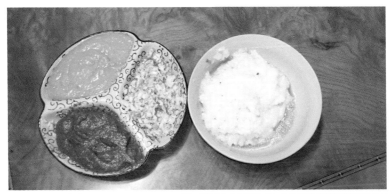

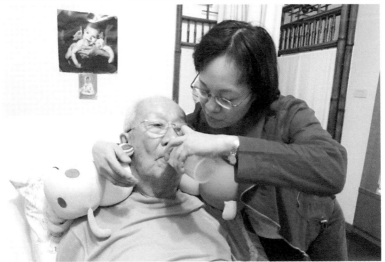

1. 饮食准备很重要，每道菜要分开调理，保留原味，并留意长者饭后的肠胃状况。
2. 喂爸爸吃饭，每一口开水、每一匙食物都要专心注视，因为如果呛到，可能会造成呼吸道阻塞或吸入性肺炎。

奋 战

打一场重度失智的仗

2007 年 5 月

时光之轮不停地向前滚动，把战场带入另一个未知的未来。

爸爸的大脑语言区此时已被损毁殆尽，不但讲不出话，也几乎完全听不懂言语。

此外，指挥肢体的运动神经也明显变差了。当爸爸看到感兴趣或好奇的东西，伸手想要去触摸时，我发觉他的手举到腰际后便开始不断地晃动，这表示他的大脑已无法将视觉和运动神经做准确的协调连结。

为了弥补这方面的功能障碍，而我们也能清楚地知道爸爸的意图，此后我们带着爸爸在家里活动时，就让他在手里握着长约 50 公分的"爱的小手"杆子，帮助他伸手触及目标。当他看着墙壁上家人或鲜艳花朵的照片，以及坐在角落一旁他最喜爱的娃娃，或是他常玩弄的皮球时，他都可以用爱的小手轻松地触摸到。如此我们就可以帮他拿他想要的东西；或当我们蹲在比他低的位置时，他也会用爱的小手轻轻拍我们的头或身体。

我不曾使用过爱的小手处罚小孩，没想到却用它帮助父亲增强了与环境的联系。他常常拿着爱的小手东摸摸、西摸摸的，好像他自己的手已经牵到娃娃的手，或摸到我的头一样高兴。

照顾者要克制悲观思想

又到了爸爸复诊的时候。他照往常一样，进到诊室就马上送给医生一个敬礼，但是对于医生关切的问题却完全没有半点响应，医生只好再度为爸爸安排心智测验，重新评估他退化的情形。

这一次医生送给我们的诊断书写的是"重度失智症，永久有效"。拿到这张诊断证明书，那九个字清楚地告诉我们：父亲的失智已经进入重度阶段了，而且没有机会逆转！医生的宣判说明了跟失智症的这场战争，我们从轻度、中度到重度一路败阵下来，一切的努力丝毫没有得到苍天的垂怜。这沉重的打击几乎令人绝望，瞬间好像所有的希望都幻灭了。

失智症这个疾病，因为发病的原因不明确，每个人呈现的症状也都不一样，所以对于家人失智这回事，我们有太多的未知。经过几天的沉淀，我告诉自己：战争还没结束，此刻我不能让未知的无明粉碎自己的信念！我们没有能力改变现实的困境与挑战，但是我们可以改变面对现实与挑战的心境。

面对爸爸不断枯萎的生命，以及医生明确告知的残酷现实，我最后选择收拾起感伤的心情，谦卑地收下这张刚出炉的判决书，重新调整自己，接受新的挑战。长期以来，我自认为非常用心地在照顾爸爸。在饮食方面，爸爸每天定时定量地进食，营养充足，不缺水分，而且有良好又固定的排泄习惯；在生活作息方面，看护每天细心地陪伴爸爸去日照中心，爸爸也有规律的睡眠及作息时间；我更费尽心思为他安排了多样化的日常活动。

然而，这样滴水不漏的防御措施，终究还是抵挡不住失智症凌厉的攻势，真是很无奈。病程走至此阶段，爸爸的生活自理能力已经荡然无存，一天 24 小时的生活作息全都需要靠照顾者，已经完全无法自主自由行动了。面对这样的变化，我思索着，照护者要如何更细心地观察他的需要与感受，才得以让他维持有质量又有尊严的生活到生命的最后阶段？

首先，我得加强自身的心理素质，克服遭受不断挫败引起的悲观思想。接着，我要为重度阶段的照护工作再进行一次调整，比如加强训练看护的照护技巧，让看护清楚地认识重度失智病人的需要。爸爸现在已经无法感觉与表达他的不适。每一个固定姿势如果持续太久，都可能对他造成伤害，而他却没办法自行调整姿势，一切都得靠照顾者的细心观察，及时协助或引导他变换姿势动作。因此，我必须特别嘱咐看护，留意爸爸每一个固定姿势的持续时间，并随时观察他的脸部表情，判断是不是哪边受压迫了？痛了？或是尿片湿了不舒服？或要排便？

每一病程的照护技巧都要调整

经过一段时期的调整和训练，我们基本上可以掌握重症阶段的看护技巧，诸如上下床的动作、扶他坐上椅子或是从椅子上站起来，引导他行走的方式，洗澡、上厕所等。

进入重度失智症阶段之后，这些看起来平凡的动作，我们得和爸爸一起面对，重新适应，才能让爸爸生活得相对舒适和安全。在这个阶段，上厕所是个大问题。还好，爸爸在这方面没给我们带来太多困扰。看护经过训练，能很精准地捕捉到爸爸要大便的讯息，然后引导爸爸坐上马桶，所以看护很少需要为爸爸清洗沾黏秽物的身体和衣物。能够这样用观察来抓准长辈发出便意的讯息，可以减少许多清洗的工作，也可以让老人家活得更有尊严。

不过，当然还是要在饮食内容上下功夫。让失智长者定时定量地摄取适量的食物，有充足的营养、纤维素和水分，以维持肠道的顺畅健康，才能每天在固定的时间看出爸爸发出要排便的信号。

爸爸在看护的协助下进食、饮水、走路、处理排泄问题，持续每天早上去日照中心。进入重度失智症阶段以后，爸爸一下车我会先带着他在日照中心楼下的小公园慢慢走两圈，再进到室内跟着团体活动，增强他日益流失的活动力。

渐渐地，他的睡眠时间愈来愈长，早上来不及搭上交通车，只好我自己送他和看护过去。接下来，他一天里面清醒的时间愈来愈短了，睡眠占了他一天中的大部分时间，日照中心所有的认知活动，对他来讲已经不具任何功能。到这个时候，我才很无奈地放弃了爸爸将近三年的日照中心生活，从此爸爸又恢复全日在家的状态了。但我心里没有遗憾，相反地，我非常肯定这三年来日照中心的功能，它让爸爸在进入重度失智症阶段之前，生活中有了一个重要而且可靠的依托。

尽量持续活动，避免褥疮

虽然从此不用每天早出晚归地上学放学，但是我坚持一定要继续让爸爸保持规律的生活作息。为此，我为爸爸制作了24小时的生活作息表给看护，要求她按表抄课。爸爸的肢体需要活动，他既然失去了自主活动功能，就得靠我们为他安排在他能力范围内，持续规律的活动量，否则只能成天坐卧在家里面，身体僵化的情形会更严重，也更容易造成褥疮。

因此，我们经常准备轮椅，用手牵引爸爸走一段路，发觉他腿力不支了，再坐轮椅。用这种方式，带着他在楼下中庭或附近运动场散步，维持爸爸最基本的活动量。有时开车载着他到青年公园去找松鼠，到他皈依的东方寺敬拜菩萨，去动物园看猴子，到阳明山赏花或去大姐家走动……他自己很努力也很开心地这样被我们带着走。

行走中，爸爸虽然无语，可是我们可以感受到他的坚强意志，这带给我莫大的鼓舞，证明爸爸并没有绝望！我们的努力他都知道，而且他回馈给我们一个明确的讯息：我还在。

心转念，境就随转

这是爸爸进入重度失智症阶段后的照顾过程中，最让我感动的回报。我们利用这样的方式帮助爸爸活动肢体，增加活动量，也尽量在这有限的时间内丰富爸爸荒芜的心灵花园。他能得到多少？不知道，也不重要，我知道他被禁锢的灵魂深处，生机依旧盎然。

爸爸的求生意志，激发了我沮丧多时的信心，我一扫悲观的阴霾，回归一向的处事态度：勤力耕耘，不求收获，问心无愧，心安理得。我再一次笃定地告诉自己，只要爸爸不放弃，就一路陪他走下去，直到生命的尽头。

境随心转，这样一转念，对于生活中的千般苦恼就可以轻松释怀了。爸爸的内心一定知道自己并不孤单。我们共同的努力与坚持，圆满了当下的幸福。这种幸福来自人生最深沉的痛，如历经赤焰高温所烧出来的瓷器，精美绝伦而弥足珍贵。感恩失智症的造化，让我和爸爸共享这段难以言喻的幸福时光，同时我也体会到了"解脱"的真谛。

陪伴在爸爸身边的另外一个重要人物是妈妈，她如何看待重度失智后的爸爸呢？此时摆在眼前的事实是，连期望老伴对自己笑一下都已经是过分的奢求了。看着爸爸的病情一步步加重，可以说是锥心刺骨的煎熬啊。妈妈这些年始终陪着老伴一起对抗病魔。爸爸从好端端的一个退休老师，一下子变成行为古怪、性格异常的病人，如今已是完全失语失能，命若竭油枯灯的老人，都是同一个人，是她的老伴，生命之所托。妈妈在短短的几年内，必须面对、消化和接受生命中这么重要的人，发生这么大的变化，从惊惶失措的无助愤恨，到声嘶力竭的懊恼怨尤，最终转为揪心不舍的心痛悲伤……

然而，看到爸爸坚强的意志力和子女们的用心照护，妈妈也跟着慢慢转念了。她把伤痛转化为谦卑与包容，从每一个当下的幸福中，汲取生命里最珍贵，也最朴实平凡的爱。她领悟到，唯有用一辈子的爱守护着另一半，才不枉她俩今生的姻缘。因此，她偶尔会把爸爸的头搂在怀里，轻轻地对他说："坚强地活下去！咱们下辈子还是夫妻……"有时，妈也会把脸颊靠在爸爸光溜溜的额头上，即使我们在旁边，她也不忌讳，这样亲昵的动作，是我从来没看过的。

过去，妈妈给子女的印象始终是色厉内荏、不苟言笑。看到这一幕，我相信她释怀了，我为她感到骄傲。只有不矜持，才能真情流露。妈妈不再是我内心另一个心疼的负担，而是一股强大的力量，鼓舞着我勇敢地向前走。

此外，进入重度失智症阶段以后，爸爸的生活空间也必须做相对应的调整，因应爸爸再不久即将进入长期卧床阶段的变动。然而，考虑到的不只是照顾爸爸的问题，还要关照妈妈内心的感受。我很难启口跟妈妈预告爸爸进入末期后的情景，因此无法跟她一一解释为什么要做这些变动。跟姐弟妹们商讨的结果，最后决定让妈妈离开台湾，去美国小妹那儿住一阵子，趁这时候我再来做爸妈居住空间的重新调整和规划。只是，我们没把握妈妈是否能放得下她先生，她是否真能释怀？第二方案没出炉，我们唯有硬着头皮跟她说……

打造居家看护的环境

住在洛杉矶的小妹首先对妈妈展开温情喊话，极力邀请妈妈去美国玩。每天在电话中软言暖语地说："妈，我搬到美国这么多年，您都不来看看我们，孩子们都很想念外婆，洛杉矶的天气您一定很喜欢……您赶快来吧！"加上德国的二姐也打电话支持鼓励："妈，我今年回台湾的日期会安排在您去美国期间，加上大姐也在台北，我回德国后弟弟会回来接手，您大可放心地去洛杉矶玩，爸爸的照护绝对没问题的！"

她一开始当然不接受邀请，放下爸爸自己出去玩，这是妈妈自从爸爸生病以来从未考虑过的事，加上妈妈必须克服自己搭机出国的心理障碍。以往她都是由爸爸或孩子带着搭飞机出国，没有爸爸相伴要她独自出远门，心里不踏实，没安全感。

知道妈妈的困难，我们不断给予鼓励和打气。把她不在家期间的照顾计划，滴水不漏地摊给她看，请她务必对我们有信心；同时也为她安排正好同机的友人关照，让她没有压力地搭机。有了国外两姐妹的热情邀约，加上台湾的大姐和我的推波助澜，妈妈开始有些心动了。最后，妈妈在我们的鼓励和保证下，总算铲除心理障碍，开心地搭飞机去洛杉矶与妹妹一家人团聚。

妈妈一出门，我们马上开始进行爸爸起居环境的改造工程。在爸爸失智的过程中，我们早就设想过，万一爸爸到了长期卧床阶段，如何安置他的床位，方便照护人员协助爸爸的起居。现在用上这个位置了，摆放一张可调整式的电动病床，再用一个颜色清爽雅致的麻布竹框屏风，平时白天用屏风将病床与客厅区隔开。请窗帘公司到家里量制一个像医院病房用的拉帘，晚上将布帘拉上，就是一个完整的病房空间。

接着，指导看护熟悉电动病床的功能，教她如何轻松地协

助长辈起床或躺卧。因为这个空间之前就规划好了，所以各方
面条件都已被考虑周详，足以让看护方便照护工作。此外，我们
还选购了可调整躺卧姿势的高背轮椅、减压坐垫，以及照护者的
护腰带，和帮助爸爸走路的"助走腰带"。我严格要求看护在协
助长辈移动位置时一定要使用护腰带，以免造成自身的伤害。

不会生压疮的轮椅

　　爸爸的肢体愈来愈僵硬，为了预防他的手部挛缩，我们让
他的双手随时都握着柔软的布偶，或类似可以让他紧握的东西。
因为活动力降低，血液循环不好，脑部供血的情况较差，坐着
时清醒的时间愈来愈短，每当他在椅子上睡着后，照顾者就必
须费很大的工夫搬动他，这项工作日渐吃力。因此我们开始让
爸爸在离开床以后，尽量不要坐在沙发或一般的椅子上，而是
直接让他坐到新买的可调式高背轮椅，椅子上还加放了一块减
压坐垫，预防久坐造成压疮。

　　通常他的坐姿维持不到 30 分钟就睡着了，我们会将轮椅调
整成躺椅的功能，让他的身体几乎是放平的姿势小睡片刻。脑
部血液回流充足，他很快又会醒过来，这时只需将他的上半身

抬高一些，下肢继续保持原来的高度不要放低，让血液容易回流到大脑。血氧量充足可以延长爸爸清醒的时间，特别是在吃过饭之后，一定要把他的下肢抬高，否则爸爸常常是饭一吃完马上就睡着了。

长久以来，只要爸爸坐在椅子上，我们就很注意随时要抬高他的下肢。因为他服用的药物之一，容易让他出现姿势性低血压休克的现象。即使后来不吃那颗药了，因为血液循环不好，加上脑部病变情况更差，睡眠时间愈拉愈长，一天大约超过 16 小时都是在睡觉。

我设计的作息表是早上 8 点到晚上 8 点。在这 12 小时中，爸爸在轮椅和病床之间每两小时轮流交替躺、坐、卧。因为采用高背轮椅，爸爸坐着的时候睡着了，可以马上调整轮椅让他躺下来，看护不需要在床与椅子之间经常搬动他。从晚上 8 点到隔天早上 8 点这 12 小时里，躺卧在病床上，并在床上铺放预防褥疮的睡垫。

虽然爸爸已经进入重度失智症阶段，但他并不是完全卧床的病人，只要有人扶着他还是可以走动的。所以我们分别在早上和下午各一次，在爸爸的腰部绑上"助走腰带"，由两个人扶持着帮助他走路。我们每天带着他，可以走多少算多少，尽力保有爸爸走路的功能。

让爸爸住在客厅，随时感受家人在旁

把爸爸的起居环境安置在客厅，除了考虑到照顾者的方便，另外一个重要的因素是，为了让行动不便的爸爸能时时感受到家人的存在。因为他躺卧的时间很多，当他躺在床上或坐轮椅时，经常是睡睡醒醒的；客厅是家人活动时间最多的地方，如果爸爸起居的场所在客厅，当他醒着的时候家人就在身旁，不会感到孤单。

我们还在他躺床的视线范围内，用色彩丰富的照片、吊饰点缀装饰一片空白的天花板跟墙壁，床头不时播放柔美的轻音乐，让爸爸在清醒的时候能感觉到这世界还是彩色的、美好的，而不是空白和死寂。

这个阶段我帮看护制作的日程表如下：

上午

7：30　　帮长辈做四肢关节运动和按摩肌肉 30 分钟，起床。

8：00　　离开床，洗澡，坐轮椅上吃早餐，口腔清洁，看电视，若睡着，平放轮椅。

9：30　　　离开轮椅，协助长辈走路，再回床上躺卧。

11：30　　离开床，坐轮椅到楼上准备用午餐。

下午

1：30　　　清洁口腔，回床上躺卧。

3：30　　　坐轮椅吃点心，到楼下中庭做户外运动，协助
　　　　　走路。

4：30　　　坐轮椅，用红外线灯热敷两肩和四肢关节后，
　　　　　进行四肢按摩 1 小时，看电视休息。

晚上

6：00　　　坐轮椅到楼上吃晚餐。

7：30　　　回到六楼吃药，清洁口腔，洗脸、脚、下体。

8：00　　　回到床躺卧，睡觉。

尽量延后完全卧床

　　我要求看护，每天早上必须让爸爸的肢体放松之后，才能搬动他起床。虽然此阶段爸爸的身体在床上稍微还可以小动作地翻动，但肢体和关节经过 12 小时的躺卧，身体必然十分僵硬，在这种情况下搬动他，一定会产生疼痛感。所以在起床前

帮长辈做关节运动和按摩四肢肌肉，可以大大地减轻他的不适。

另一方面，从帮爸爸按摩肢体，协助他起床或带着他走路的过程中，我们可以观察他脸上的表情和肢体动作，判断他是否有疼痛感；如果他的身体或关节有疼痛感，他会抗拒被我们带着活动。这种情况有时候会被误以为是因为失智退化而不会走路了，其实照顾者再努力一下，改善他的肢体疼痛感，被照顾者或许还有机会继续活动，不会太早被宣判长期卧床或长坐椅子不动。

察觉到爸爸不想活动或有疼痛感时，我们早晚会使用外用的止痛药膏按摩关节和肌肉疼痛处。只要在我们的带领下可以走动，我们一定尽力、适度地带着他活动，以期保持他身体的柔软度，还可以增强他的心肺功能。

在我努力的训练和看护用心的配合下，进入重度失智症后的新照护模式，看护很快地就能得心应手了，与爸爸的互动也有了很大的进步。我制作照护工作日程表的原始初衷，是希望爸爸不再去日照中心后，在短暂且断断续续的清醒时间里，尽量让他依然过着规律、有质量的生活。

三个月后，妈妈从美国回来了，踏进家门后，首先进入眼帘的是一个新的屏风，屏风里还有病床，原本摆放沙发的位置换成了一张大轮椅；再仔细看到屏风里，气色红润的爸爸安稳地睡在病床上。

妈妈目睹家里摆设起了这么大的变化，却未被告知和商量，本来要发泄的不满，却被爸爸婴儿般的睡相给压抑了下来。再观察几天家里的变动和看护的表现，爸爸没有因为她出远门而被疏忽，她总算对我们的努力给予肯定了。妈妈自此以后真正跨过对爸爸的这道心理障碍，完全放下了。往后几年，她几乎每年都放心地去美国或德国度长假，安享该有的晚年。

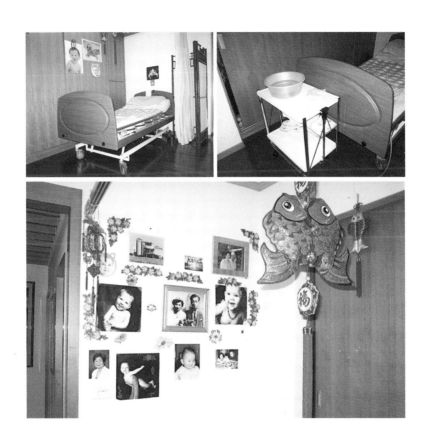

1|2
3

1. 将爸爸的起居安置在客厅，可让他随时感受到家人环绕，他不会感到孤单。
2. 摆放简易清洁用品在侧，应对突发状况。
3. 视线可及的墙面和天花板，布置色彩丰富的图片。

DIY 接尿裤

　　虽然我曾经在医院从事过护理工作，但是我的工作经验仅限于外科部的手术室，临床护理病人的经验少之又少。这些年来，凭着以前在学校学的基础护理概念，在照顾失智家人的实地操作中，我一面发现问题，一面解决问题，竟也得到一些宝贵的收获。

　　自从父亲失能之后，我们可以通过食物的调配、控制，以及对看护的训练，大致还能让爸爸维持坐在马桶上排便的习惯，省却许多善后的工作；但是一天多次的排尿问题还是得使用纸尿裤来解决。

　　爸爸的皮肤非常敏感，整天包着纸尿裤的皮肤很容易起红疹，每次帮他换洗下体时，一拆开包覆的纸尿裤，他平时几乎少有反应的手会马上有动作，会去抓被密封多时的部位。但他无法控制力度，一下子就抓破皮，我们可以看出他非常痒和不舒服的表情。

爸爸平时无法表达感觉，讲不出他的不适感，实在教人心疼。看护的第一个动作就是抓住他的手，制止他抓痒。看到这情形我会纠正看护，我们要先帮他解决不舒服的感觉，不能只是禁止他抓痒；必须拿柔细的毛巾用按压式的方法帮他止痒，再继续换洗下体的清洁工作。必要时，使用皮肤科医师开的药膏涂抹皮肤异样的部位，减轻他的不舒服和红疹。他不舒服的感觉解除了，自然就不会有抓的动作了。

但这只是消极的权宜之计，长远来看，我还是得想个周全的办法。

姐妹合力 DIY 接尿裤

二姐在德国的赡养机构工作，有丰富的临床经验，趁妈妈去美国小妹家的期间，她回来帮忙照顾爸爸。我向她提了纸尿裤带来皮肤不适的问题，希望能一起想想有没有更好的办法。

这时候刚好热心的亲戚送来一个简易型的接尿器让我们试。我跟二姐仔细地研究后，觉得这概念非常好，但是在设计上存在一些缺陷，穿上它或许会让使用者不舒服，特别是像爸爸的状况，万一不舒服时，他也无法开口告诉我们。

于是我们花了三天的工夫，把接尿器做了一番大改：将它和一件普通棉质内裤结合在一起，剔除会造成不适或漏尿的诸多因素，做成第一件自己 DIY 的"接尿裤"让爸爸试穿（右图）。

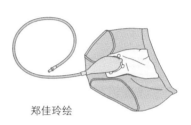

郑佳玲绘

没想到爸爸穿上这个"外接型接尿裤"，一夜酣睡到天明，不需要使用纸尿裤，他排出的尿都在集尿袋中，完全没有渗漏出来。二姐和我高兴得像中了彩票。看护尤其高兴，有了接尿裤，半夜里我们就不需要起床帮长辈更换纸尿裤与清洁了，只需注意勤倒尿袋里的小便即可。如此一来，大大地减轻了照顾者的工作。

卧床三年，从没发生褥疮

接尿裤虽然这么好用，但因为爸爸白天在照顾者的协助下还能到户外走动，考量维护他的尊严，我们白天并没有让爸爸穿上外接型接尿裤和带着集尿袋行动。

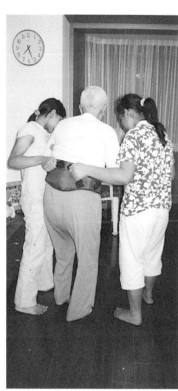
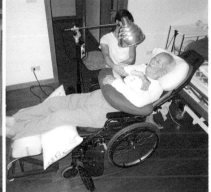
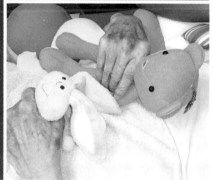

1 | 2
  | 3

1. 我们为爸爸绑"助走腰带"搀扶其走路，延缓卧床时间。
2. 长时间躺卧肌肉会僵硬，刚活动会疼痛。起床前照红外线灯热敷、帮长辈做关节运动、按摩四肢，可以减轻不适。
3. 手握布偶，预防手部痉挛。

尔后，白天的 12 小时仍使用纸尿裤，不过加强了换洗和清洁的次数，尽量保持干燥，减轻爸爸私密部位的不舒服；在夜间睡觉 12 小时时才使用我们为爸爸设计的接尿裤。这么一改善，爸爸的皮肤明显好了很多，鲜少出现红疹，一直维持到爸爸 2011 年 1 月完全卧床后，才开始全天 24 小时穿接尿裤。但偶尔出门时还是帮他穿纸尿裤，让爸爸即使坐在轮椅上，看起来依然仪表端庄，整洁体面。爸爸长期卧床将近三年，从没发生过褥疮，除了基本的减压床垫，确实的定时翻身，还要归功于我们一直在关注他的皮肤清洁保养。

正确进食饮水，掌控肠胃功能

但是，长期穿 DIY 接尿裤处理失能者的排泄问题，先决条件是失能者必须保有良好的排便习惯，而良好的排便习惯和正常的肠道功能必须靠健康合宜的饮食。爸爸的进食饮水一直由我严格把关，因此我们能掌握他排便的时间；即便没有穿纸尿裤，只有穿我为他缝制的接尿裤，也不用担心他会不定时排便弄脏床或身体。

如何养成重度失智症患者良好的排泄习惯，当然每个人的情况与条件不同。依我们家的经验来说，首先是饮食内容的调

配和定时定量进食，水分的补给要充足，以及照顾者的观察力
是最主要的重点。

观察表情，定时预防性进厕所

在中度和重度失智症阶段的前几年，每天固定的某些时段，我
们可以从爸爸的表情，观察到他想排便的讯号。这一点我必须大大
地赞美照顾爸爸的看护，当她刚报到在接受培训时，看见我每天在
某些时段，时时注意着爸爸发出想排便的讯号，她自己也很用心
地观察，结果她解读到的密码比我还要多，后来我还要请教她。

看护接触工作之后，她了解到如果能够掌握排泄的问题，
将可以减轻许多不必要的工作，所以她就更用心。慢慢地，当
爸爸开始发不出任何讯号之后，我们改成采取主动的引导方式；
依旧在固定的时段，先在床上帮他按摩腹部，刺激肠蠕动（可
向专业护理人员学习），再让爸爸坐上移动式马桶椅，同时脱下
他的裤子，随即用大毛巾帮他盖住裸露的部位，再将马桶椅推
进厕所，进行每天排便的程序。从爸爸必须由外人协助如厕开
始，我们始终不忘用大毛巾盖住他的裸露部位，帮他维护尊严，
绝不让他裸露私处，坐在马桶上接受协助。

放　下

讨论当那天来临时

2010 年 6 月

　　爸爸已经重度失智三年整了，我们都知道他的生命乐章随时会出现休止符。

　　我依然经常坐在床榻旁握着爸爸的手，以平常心不断跟他讲话，这么长时间的陪伴，他偶尔会闪电般地与我们一刹那思绪交会，虽然闪电出现的概率愈来愈低，而且到这阶段，等待与爸爸交会的刹那好像是痴人说梦一般。

　　不可思议的是，这个阶段出现闪电时，爸爸的眼睛经常露出哀怨的讯息，眼角总是湿的。捕捉到的那一瞬间，我一则以喜：肯定爸爸是存在的，他没有完全消失；一则以悲：爸爸受苦了，我没有钥匙帮他解锢。我不敢在爸爸面前表现出软弱让他担心难过，总是躲到厕所里痛哭一场之后，擦干眼泪再出来继续跟他说话。

与失智症的战争，打到现在我几乎弹尽援绝了，只能随时随地想象，如果自己是心智被禁锢的爸爸，我会期待得到眼前这个女儿怎样的对待？

到台湾失智症协会学习重度失智缓和疗护

我在坊间很少能找到失智症重度与末期照护相关的书籍，刚好台湾失智症协会举办重度失智优质缓和疗护培训，这么难得的机会，我和大姐马上报名参加了两天全程的课程。

我们希望能从各界重量级专家的课程里，获取更多的知识来补足我们对爸爸照护上的缺失。常有朋友跟我说："看你们对父亲所做的一切，实在令人感动！"我的回答是："我们很幸福能够拥有一个世界上最好的父亲，我们家每一个人对他付出的每一点、每一滴都是他应得的。我真的很感恩有机会照顾父亲。"

爸爸的病程进入重度失智之后，他的生命现象开始出现警讯，曾有几次急诊送医的情形。每拉一次警报，都带给我莫大

的压力，因为爸爸完全不能为自己作主，而平时在他身边的只
有我跟妈妈，万一哪天爸爸面临生死关键问题时，我要如何决
定处理方式？家人知道我的困难后，认为这确实是一件严肃的
课题，必须全家人一起面对。

我们五个姐弟妹与妈妈共同商讨后一致认为：爸爸的病程
变化至此，我们都清楚、了解、也接受，他的脑部神经已经严
重受损；接下来清醒与睡眠交替的节奏会变得更模糊不清，整
天处在意识模糊、昏昏沉沉的状态中。我们要有心理准备，或
许爸爸随时都有"走"的可能，这是不能回避的事实。

全家达成共识，要让爸爸在家寿终正寝

大家达成共识："医疗的存在，本来就该有预期的目标，包
含有恢复健康的可能性、改善生活质量等。"眼前的事实是医疗
既不能让爸爸恢复健康，也无法改善他的生活质量。为了让爸
爸保有生活质量与生命尊严，一旦发生紧急的状况，我们决定
不要让他接受任何延长生命的侵入性医疗行为。并且，我们要
陪着他在家，安祥平顺地走到生命的尽头，放弃临终前的任何
医疗措施。受这么多年的病痛折磨，让他寿终正寝，也是我们

作为他的子女最后能尽的孝道。

我们全家人在爸爸生病的这些年，一路看着他的生命逐渐凋零，每个人都有说不出的心疼与不舍。这么奋力地与失智症博斗，终究无力挽留住我们如此深爱的人，心灵饱受冲击。不过，剧烈的心灵创痛，却也巧妙地引导我们进入各自感应受益的宗教领域，在宗教灵性里找到生命的出口，了解生命的缘起缘灭。花开花谢终有期，体认到生命是无常的，才得以坦然正视死亡这件事，为父亲最后一程的决定达到共识。之后，我们为父亲选定了生命礼仪公司，准备入殓时的衣物。当缘灭之时到来，万一姐弟妹都不在台湾，在第一时间马上就有专业的人来帮助我们，让大家都安心。

苦中作乐的新年

2011 年 1 月

　　春节前五天一个寒流来袭、冷风飕飕的傍晚。我正在厨房准备老人家的晚餐，心里嘀咕着看护怎么还没推着轮椅带爸爸上楼来一起吃晚饭？妈妈自己一个人进门来，直接踏进厨房，发愁地跟我说："我觉得你爸不对劲儿，刚才莉亚（看护的名字）要帮他移到轮椅上时，感觉他软趴趴的，脚好像一点力气都没有，跟平时很不一样。"我马上关了炉火，丢下厨房的工作三步并作两步冲下楼！凭护理人员的专业经验，我第一个动作是先量爸爸的血压。

　　血压计第一次测量显示的数字有点夸张，我怀疑这电子血压计是不是出故障了，否则怎么会出现超过两百的数字？于是再取出传统水银血压计再量一次，从听筒里传来的第一声"呼！"水银柱落在 208 的位置。当时爸爸虽然眼睛睁得大大的，没有昏睡，但是血压这么高，我直觉应该是天冷引起脑血管阻塞中风了，于是我赶忙联络车子将爸爸送到医院急诊室。

那几天寒流发威，整个急诊室人满为患，都是心血管疾病和流感发烧的病人。医生马上帮爸爸安排各种检查，做 X 光、脑部断层、MRI（核磁共振）。检查时病人不能乱动，但爸爸不懂也不知道这个时候他不能动，所以每一次我都必须跟着进检查室，握着他的手，拍着他的心窝，安抚他的情绪，否则无法顺利完成检查工作。

报告一出来，果然是脑血管阻塞了，这令我十分揪心。我们平时非常注意爸爸的保暖，一离开被窝马上用毛毯包裹他的身体，生怕他受冻。特别这几天寒流来袭，更是一再交代六楼的看护及妈妈务必不能让爸冻着了，老人家的血管没有弹性又脆弱，一不留神就出事。结果，终究还是躲不过脑血管阻塞的发生。新的战局开打了，日后又是另一个未知。我没有退路，只能重整旗鼓，继续奋斗。

在热闹滚滚的急诊室等病房的第一天，爸爸只能躺在推床上，睡在走廊，病人和照顾者都很辛苦，尤其是排便时间，我和看护都是娘子军，要把爸爸移到厕所真是一件大工程，仅能在走廊用屏风当隔间，让他坐在移动式马桶椅上解决。

第二天，弟弟从新加坡赶回来了，晚上终于等到急诊观察室的床位，这里虽然不是病房，但至少好过像难民一样睡在走廊上。到了第三天，再过两天就是农历新年了，病房陆续空了出来，终于等到病房了。除了可以将爸爸搬到较舒适的病房，最重要的是能远离病毒杂处的急诊环境了，家里的看护工在急诊室陪伴了一个白天，隔天就发烧病倒了。

离开急诊室的同时，也解除了我几天来的忧虑，因为体弱的老人最怕病毒感染，而急诊室却又是病毒大本营，万一爸爸感染了流感病毒，那如同在他身上强迫注入一剂综合毒针，我无法想象后果会是如何凄惨。谢天谢地，爸爸这三天在急诊室平安地度过。

进了医院这几天，我留意对比爸爸脑血管阻塞的前后差别。明显地，原本情况比左边好的右边肢体，变得没有力气了，肤色和温度都不同于左侧肢体。如果从右边喂水，水马上从右边嘴角流了出来，他控制右边嘴巴的神经变差了。

当时我内心最大的隐忧是，爸爸可能要长期卧床了。依目前看到的种种迹象推测，今后爸爸的行动能力将完全丧失，不能再像之前，可以牵引着他走路，做一些强化肌肉的活动，来推迟心肺功能衰退的速度。我心知肚明老人家一旦卧床后，身体的机能将会衰退得很快。原本大脑微细血管到处阻塞的爸爸，这回掌管右侧神经的血管也阻塞了，身体状况将直落而下，会坏到什么程度是未知，有待继续观察。对我来说，也是一道待解的新课题。

爸爸住院期间，医生能做的只有观察。情况还算稳定，我们能了解也接受：医生对于这样的病人，不能进行任何积极的治疗，顶多加强物理治疗的复健。爸爸现在是一个失去心智的卧床病人，完全不能理解也不能表达，更没有行为能力，肢体僵硬，关节运动范围很小，无法带他到复健室进行任何的复健治疗，只能靠物理治疗师到病房指导我们，如何帮他做被动式的复健运动。

爸爸住院期间正好女儿放年假，儿子也放寒假从台南的学校回来了，还有弟弟即时赶回来接手照顾爸爸的工作，我才得以径自去忙家里农历新年的大小事。孩子们和孩子舅舅把病房布置得满满年味，算苦中作乐吧！除夕夜，我和先生、两个孩子先陪婆婆吃过团圆饭，再准备年菜一起到医院陪父母和弟弟吃年夜饭。爸爸看到周遭环境充满喜气，还有这么多家人，短暂清醒的时间，神情一直都很高兴。

两星期后爸爸出院了。刚刚调适的平稳生活，经过这一次的重击，不得不再做一次大转变，继续要走下去的路将更艰难了，我得再好好地调整之前的照护日程表。首要是，必须让看护明白现在的爸爸跟以前有什么不一样，再训练她必须加强的照护工作。

用餐时间还是依照以往，让爸爸坐在高背轮椅上，与全家人一起在餐桌上用餐。在喂食的技巧方面，除了延续之前的方法，现在开始要注意食物或水不能从嘴巴的右边或中间送进，因为爸爸身体的右边已经失去大部分的知觉，所以盛着食物或水的汤匙一定要从比较有感觉的左边嘴角进入，并且让汤匙先接触到嘴巴之后，看到爸爸的嘴巴有反应，再将水或食物往嘴巴里面送。而且，速度不能快、份量不能多，要确定老人家吞下所有的食物或水之后才能进行下一个动作。

看护很用心学习，马上照着我的指示调整喂食方式，让爸爸每一餐都顺利地吃完我们为他准备的食物。照顾者拥有耐心、细心、爱心这三颗心，老人家就可以接受到有质量的照顾。

预防褥疮、正确翻身

现在爸爸清醒的时间很少又很短暂，而且他躺在床上几乎都不能动了，所以卧床时间比以前多。在预防褥疮方面，除了

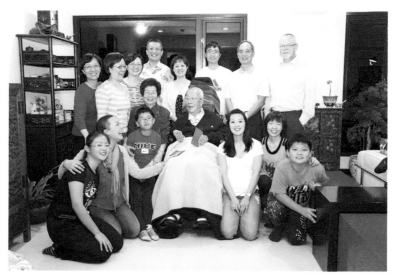

2011 年，父亲 80 大寿，全家人从世界各地回台湾团聚。
所有手足与妈妈共同商讨后一致认为，要让爸爸在家安详离去。

之前已经在使用的减压床垫以外，从现在开始每两个小时必须要为他翻一次身。

我画了一个人形图，标示身体最容易造成褥疮的部位（骶骨、双臀之间皱折处、臀部下方的座骨部位、脚盘、脚后跟），向看护解说褥疮是如何造成的？再拿一些病人褥疮的照片给看护看，让她了解什么是褥疮，这样可以让她清楚地理解，确实做到每两小时为病人翻身的重要性。

另外，还要教她正确的翻身技巧，学习如何独立完成帮病人翻身的动作，并让她知道哪些部位是要加强保护的，以及要特别观察该部位的皮肤变化。翻过身之后，要轻拍被压迫过的位置，促进血液循环。只要多花一些时间，让看护对预防褥疮有正确的概念，就可以让长期卧床的被照顾者降低褥疮的发生率。

长期卧床病人还有一个隐形杀手——肺炎。生活中引发肺炎的因素，除了病毒感染，最常见的就是食物呛伤引起的吸入性肺炎，或肺部积痰造成的肺炎。在去除积痰这方面，不能像以前发觉痰多时才做蒸气吸入和拍背排痰的护理。长卧之后，蒸气吸入和拍背排痰变成了每天早晚的例行性工作，随时保持爸爸的肺部是干净的。增加了照护工作，同时要求提高照护质量，当然也加重了看护的负担。

　　我必须用心地分配工作时间与安排工作内容，看护才有足够的能力和体力继续承担这样的工作。因此，从早上七点开始，几乎都须由两个人共同来进行这些照护工作。早上九点爸爸回床上休息前，我和看护会一起搀扶他，在家里客厅来回走。每当我们把他的身体撑起来，双脚接触到地面时，可以明显地感觉到，我们只须轻轻撑着，他的脚马上就有往前迈出的动作，让我感觉他极力地尝试要再抬起脚来走路。尽管只是短短的几分钟，看他那么努力、高兴地小步碎滑，看护和我都觉得很感动！每迈一步，我们就给他一个喝采，鼓励他一步再一步地接着走，直到感觉他的脚不动了，我们马上结束这一趟"顶天立地"的复健工作，傍晚或晚上时要再练习一次，也算是爸爸的康乐活动吧。

　　就这样，一天两次每天由两个人支撑着爸爸，让他的脚有站立踏地走路的机会。在这个过程中，我们可以深深感觉到爸爸的坚强意志。失智的病魔固然狠毒，但至今仍未能击垮爸爸活下去的斗志。这无非是爸爸无语的灵魂想传递给我们的一个讯息：我还在，我没放弃！"如同荒漠遇上甘泉般鼓舞了他周遭和他一起奋斗的人们，弥足珍贵。

　　家人的努力会带动看护的用心，每天"顶天立地"的活动进行了大约一年半之后，渐渐地我看爸爸的双脚接触地板，已经不再有任何反应，只好把这项活动从日课表中剔除，不再让老人家走了。反倒是看护不忍心放弃，还要再努力、再试试看。我跟她说明，爸爸的脚一点力气都没有了，他的大脑已经完全无法支配他的双脚了。这个时候，他站着的力量是来自我们的支撑，走的时候其实是我们拖着他走，他的脚根本没有离地，这样做很危险也没有任何意义，是可以放弃了……

烫伤

爸爸中风卧床之后，我一再跟看护强调：你主要的工作就是照顾老人家，往后的照护工作跟之前有很大的差异，会很辛苦，所以老人家睡觉的时候，你一定要跟着休息。该休息的时候尽管放心睡觉，会有别人看着爸爸，不用担心。只要你觉得累，一定要提出来让我知道，我们会随时分担照顾工作。

与看护相处，我经常怀着感恩、体恤的心。我常想，如果没有这位远渡重洋来的小姑娘，我怎么做得完、做得了这么多又这么繁重的工作？所以对她有所要求时，一定要仔细地说明，让她了解，更要考虑她体力上的负荷。这样的互动与尊重，会让她在工作上显得更尽心！

三月初了，台湾北部依旧笼罩着寒意，冬天的脚步似乎还滞留在春天迟迟不肯离去。妈妈心疼爸爸在过年前出状况，因此稍有寒意就紧张兮兮地要帮爸爸保暖。我们在爸爸轮椅附近摆放的电热器，她觉得不够近，保暖效果一定不好，于是自己把电热器挪得离轮椅更靠近些。结果妈妈这善意的小动作却带来了严重的后果，这么细微的远近变化，对正常人不会造成伤害，可是对于一个完全无法行动，无法表达的病人，电热器靠近后所升高的温度，足以在短时间内把爸爸的脚烤熟！

最糟糕的是，其他人都没注意到这个变化，可怜的爸爸无法表达他的痛和不舒服，等到看护把他移回到床上才发现他的下肢出现了一个烫伤的水泡。妈妈懊恼地自首说："是我移动了电热器的位置，我以为靠近一点效果比较好。"我很理解这类疏失是难免的。要照顾像爸爸这样的病人，即使有子女、年轻看护在身边全天候守着，还是没有办法做到滴水不漏地防护。

冻伤

唉！天晓得！类似的状况来年的冬天又上演了一次！不同的是，这次换成了冻伤……

由于我要求看护在帮爸爸清洗时，同时要仔细观察身体的每一个部位是否有异样？冬天里爸爸整天穿着毛袜，全身被裹在毛毯或棉被里，清洗脚的时候，细心的看护果然发现平时循环较差、较冰凉的右脚，脚趾缝突然出现了两三个芝麻大的瘀血斑点，她马上告知我，我观察几天后仍然找不出原因。

后来，斑点处开始有一点点的脱皮。虽然不是很严重的异样，我认为还是要处理好。于是用轮椅推爸爸到就近医院的皮肤科看诊，医生说是香港脚发炎，开了内服和外用药。用药后再继续观察5天，仍不见那两三个黑色斑点消退，我不敢掉以轻心。尽管带爸爸出一趟门是如此大费周章，我还是载他到某公立大医院皮肤科看诊。

医师一看到脚趾缝那几颗小黑斑点，提高声调很惊奇地问我："你家住哪里啊？在山上吗？很冷吗？"我说："我家不住山上，我爸住在6楼，没有特别冷啊！我家比较高，在14楼，确实比较冷。"

医生说："你知道吗？这是冻伤耶！"这个诊断让我感到惊吓："冻伤？怎么会冻伤？"我们这么用心帮爸爸保暖，家里真的不冷啊。怎么会冻伤？

二姐打电话回来跟我说："你一定疏忽了我的叮咛，以为我说这样的病人如果保暖不当会有冻伤，只会发生在寒冷的德国。因为爸爸身体的循环很差，尤其下肢循环更差，即使是卧床在被窝里，如果保暖的工作没做好，在室内还是会冻伤的；建议你，最简单又安全的方式就是在下肢放热水袋。"唉！都是经验，不经一事不长一智，说得一点也没错。

我真的千万个没想到，整天像婴儿被包裹着的爸爸，睡在温暖的被窝里，身体下面是毛毯，上面盖的是毛毯加棉被，还会冻伤！于是我指导看护如何调配冷热适中的水，再装进热水袋，用大毛巾包裹放在爸爸的脚旁，而且要经常去观察。看护照做几天都没问题，但又有事了……

有一天早上，当我下楼到爸爸的床旁，掀开棉被看他的脚是否保暖得当，或热水袋有没有漏水，结果我竟发现爸爸的脚又有一个烫伤水泡。肇祸的又是妈妈，原来她想帮忙为爸爸做点什么，心想把热水倒进热水袋，这么简单的事我也会！但是她对水温的调配没概念，直接把滚烫的热水装进热水袋里，没加冷水调合，而且只用小毛巾包裹热水袋，就放进被窝里爸爸的脚旁边。

看护也没想到要去检查老人家准备的热水袋温度是否合宜。一连串的疏忽，这下连用热水袋还是不安全，又让爸爸受苦了。万万没料到我时时注意不能让爸爸身上出现任何压疮，却让他连续两个冬天，下肢不是烫伤就是冻伤，真的是很令人懊恼，妈妈也既难过又愧疚。

血液循环不佳又衰弱的长期卧床病人，身上如有伤口是很难照料的；还好我有丰富的外科经验，处理伤口挺拿手的，每天早晚两次无菌操作的换药，爸爸的伤口都没有发炎，愈合的情况也不错。

弟弟在新加坡打电话告诉我，父母的住处只有浴室和暖气设备是不够的，请你把爸妈的冷气空调全部换成有冷暖气空调，让室内保持恒温，以后就不需要任何电热毯、电热器、热水袋了。

又一次的懊恼，是啊！之前怎么都没想到？早应该这么做了！

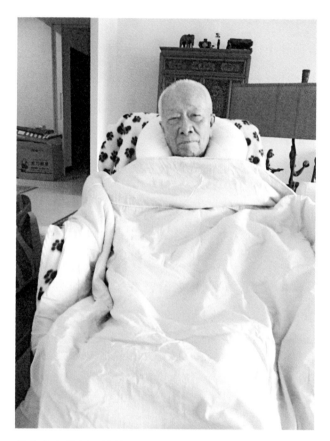

老人家身体循环较差，爸爸过冬整天像婴儿般被包裹着。

告　别

生命进入倒数

2012 年 年初

春回大地，催花吐蕾，醒树发芽，一片生机盎然。冬天总算结束了，感谢老天让家里的三位老人家平安地度过了令人心惊胆跳的冬季。近几年来，每一个冬天对我来说都是加强战备时期，气温的变化让我必须随时注意老人家的起居，盯紧看护的工作到不到位，丝毫不敢松懈，更别说想出远门或出国旅行了。

一直到清明节气过后，才能解除警报。初春时期，爸爸在我们的细心照顾下，各方面都算稳定。看护每天依照既定的课表工作，节奏基本上都跟得上。爸爸还是睡时多、醒时少。尽管天地这么广阔，如今爸爸的世界仅限于这张单人病床，目光所及也仅止于这斗室一隅。

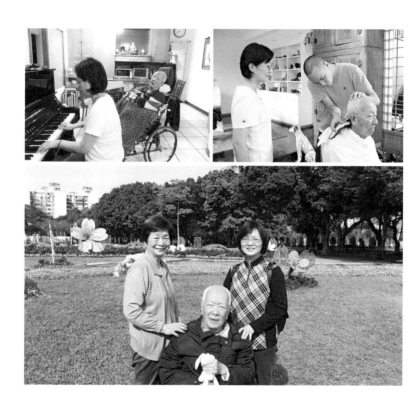

1|2
3

1. 妹妹弹琴给爸爸听，父亲露出喜悦的神色。
2. 孙子 Danny 帮助 Opa 理发。
3. 我和妈妈带爸爸去青年公园散步，爸爸虽然无语，可是我们可以感受到他的坚强意志，仿佛告诉我们："我还在。"带给我们莫大鼓舞。

每日行程新增精油按摩

肉体的禁锢我们可以理解，也可以照顾，那么心灵的禁锢呢？

此时的爸爸到底还留存多少意识及知觉在这娑婆世界？有时候，我默默凝视爸爸空洞的眼神，试图从那深邃的未知中寻找答案："爸，您还记得我是谁吗？您还在吗？"然而，无明和未知永远是那么的神圣不可侵犯，我只能谦卑地接受这无从解释的事实。我宁愿相信爸爸的心灵世界还是存活的，他知道这一切的一切，只是无法表达而已。

那么，我们要怎么做，才能让他更舒适，感受自己是安稳存在的？于是我在日程表中"每天按摩肩颈和四肢"的例行公事上，增加了"每隔四天一次的精油芳香疗法"，让爸爸得到除肉体之外，还有形而上的舒缓。

按摩师在推拿过程中播放心灵音乐，然后用精油帮爸爸做全身的按摩；从脸部开始，接着头、颈、肩以及全部的身体。全方位的身体触摸可以刺激他的感官，精油的芳香可以让人舒缓、放松。当我们用涂上精油的手靠近爸爸的脸时，他都能感

受得到那股扑鼻而来的清香，随即腼腆地笑了，接着开始享受
90 分钟的愉悦时光。这样的精油芳香疗法，持续了一年半的时
间，直到往生前一周才停止。

当爸爸需要人力照顾的时间愈来愈多时，值得宽慰的是婆
婆的情况很稳定，之前的精神焦虑症状都不见了，只是她的话
愈来愈少，很安静，与人互动几乎没有主动性的对谈，能回应
的话也不多；当我或先生跟她讲话时，婆婆的响应经常是无语
的微笑。我们不禁怀疑，在她脑部退化多年的认知里，已届花
甲之年的小儿子的容颜，和我这张 30 年前才加入记忆库的脸，
此时仅是似曾相识的陌生人了吗？

由于婆婆双脚膝盖退化，行动不便，现在走路必须使用助
走器，但是整体的健康状况颇佳。上厕所时，自己能依靠助走
器走到厕所，我们再随后协助她即可。高龄婆婆失智退化的速
度，相较于爸爸平缓许多，照顾起来负担不太大。她 97 岁高龄
还可以维持这样的状况，不也是为人子女的福气吗？

脑部体温感应中心神经传导失灵了！

妈妈去美国的计划定在九月，二姐配合妈妈的行程，回台

湾来帮忙照顾爸爸。妈妈出门后，有一天，爸爸从傍晚就开始昏睡，而且有点反常地睡到没办法醒来吃饭、喝水。到了上半夜，体温渐渐升高了。起先我们按照一般发烧的处理方式，先给冰枕，温水拭浴，但是没什么效果，爸爸的体温愈来愈高，而且继续昏睡，于是我们只好给他用退烧的肛门塞剂。半小时过后，退烧药发挥了功效，爸爸很快就降温了。

每当爸爸有突发状况时，我们都亲自照料，完全接手照护的工作，让看护休息，所以当晚我跟二姐整晚轮流观察爸爸。退烧后，他又继续睡到深夜才醒过来喝水，然后又安稳地睡到了天亮。隔天早上七点起床后就完全恢复了。

接下来几天没有使用任何药物，爸爸也没有再发烧，作息正常，好像什么事都没发生过。如此迅速的退烧康复，我不仅没有因此感到庆幸，反而为之忧虑。这种不寻常的发烧现象，显然不同于一般细菌或病毒感染所引起的反复发烧。如果是不明原因的非感染发烧，来得快、退得也快，最大的可能应该是：爸爸脑部的体温感应中心神经传导失灵了。我心想，病魔显然又攻下一城，手中筹码所剩无几。这场抗争奋斗至今，隐隐约约可以感觉到：战争，即将结束了……

医药对爸爸已不具意义，往后只有生命质量的问题

我先跟二姐讨论：原本每三个月带爸爸去医院的例行检查，今后是否还有实质意义？医疗究竟还能够带给爸爸多少帮助？全球医学界依然确定，至今没有医治失智症的有效药物。将近十年来爸爸接受的医疗都不是针对失智症，他所服用的药物只是为了抑制精神症状和异常行为。如今病程进行到这个地步，爸爸长久以来已经没有任何精神症状了，显然，医疗对爸爸来说早已到了极限。

终止医疗，是一件严肃的课题，这意味着向病魔臣服，掌兵符的我不得不跟家人商量和说明。二姐的想法和我一致，认为人事已尽，接下来的路该怎么走，就让老天爷来决定了。于是我们把想法提出来跟妈妈和其他家人讨论，说明实际情况。在 2012 年 10 月，所有家人一致决定放弃医疗，不再送爸爸回门诊。

医疗有其存在的目标，包括期许让病患复原的程度、改善生活质量，或是减少痛苦等。以目前爸爸的情况来看，其病程已经到了没有恢复健康的可能，生活质量无法得到改善，医药

行为确实对爸爸已不具任何意义了。此后完全没有医疗了，但只要他的生命是存在的，我还是努力带给爸爸全天舒适、缓和的照护。

在为爸爸做每一个照护动作时，即使没有任何响应，我依然要事先告知他，尽可能维持他有质量、有尊严的生活。接下来几个月，爸爸陆续发了几次高烧，每一次的过程都一样，先昏睡，然后体温渐渐升高，给一次退烧药之后出汗，体温恢复正常，继续睡一段时间，醒过来以后又恢复正常的作息。

如此仔细观察到了 2013 年 2 月，我几乎可以确定爸爸失智症的脑部病变，已经破坏到感应体温的神经传导了。这段期间大姐都在台湾，每一次的发烧都在我们小心照顾下安然地退烧，但没人知道下一次发生会在什么时候？

睡眠偶发呼吸窘迫

一转眼又是冬去春来……

爸爸每天的进食、饮水都没问题，理应状况要愈来愈平稳才是。可是新的问题又出现了：我们发现他夜里睡觉时，会有偶发性的呼吸窘迫，这种类似窒息的突发状况，让人看了很担忧。那段时间我和先生经常在深夜被妈妈紧急叫下楼，每一个人晚上都睡得不踏实。

遇到这种情形，第一个动作我先帮爸爸量血压、脉搏是否正常。几次下来都没什么异样，跟之前的发烧一样来得突然，过了就没事。然而，这种情况却让妈妈不能安心睡觉，长期处于精神紧绷状态，这样妈妈迟早要出问题。

这个时候，刚好二姐从德国捎来嫁女儿的喜讯，邀请妈妈五月初去德国参加婚礼，还要跟大姐一起带她去法国旅游。爸爸之前偶发性的高烧以及现在的呼吸问题，已经让妈妈好长一段时间无法安心睡觉了，趁这机会如能说服她去欧洲玩一阵子，那是最好不过的了。

在照顾爸爸的同时，我们也非常注意妈妈的心理，极力消除爸爸的病情转化所带给妈妈的精神压力。面对二姐的邀请，妈妈显得十分纠结。第一个孙子结婚是多么值得期待的事，爸爸是不可能参加的，她再缺席实在令人惋惜；可是偏偏眼下爸爸的状况如此诡谲多变，她如何能安安心心出这趟门？

我请她放一百个心，不要挂念爸爸！孙女结婚是人生这么重要的大事，外公不能去，您是外婆，一定要去参加。家里有我在，请您尽管放心地去参加。妈妈在我坚定的保证下，最终还是踏上旅途，飞去德国的教堂看外孙女披婚纱走红毯。

但是妈妈从欧洲回来时，我真能把她的老公好端端地交还给她吗？坦白说，我一点把握也没有。但重要的是，妈妈此时最好离开爸爸一阵子，倘若爸爸有个万一，我们也只能接受命运的安排了。

理性知晓"无常"

妈妈出门后，我的生活重心开始搬到楼下。这段时间照顾爸爸最大的无力感是，大部分的时间他几乎完全没反应，只有把他搬移开病床，坐在轮椅上时他才有短暂的清醒。还好，他进食、饮水和排泄都还算正常。

一个寂静的夜晚，我独自陪着正好醒来的爸爸，彼此相对无语。握着他枯槁的手，感觉不到重量。回顾这些年来的点点滴滴，爸爸的生命有如午后的太阳一般，从树梢渐渐向西方滑落。原以为日落到山头还得时间的，哪知道蓦然回首一看，太阳早已失去了光和热，越过山头，成了贴在海平面的夕阳，正迅速地被沉甸甸的云霞压入漆黑的大海尽头。

虽说养生送死本是伦常，但失智症让这颗太阳落得太快了，快得令人难以招架！爸爸的晚年，无从体会什么叫"夕阳无限好，只是近黄昏"，更无缘享受"老当益壮天地宽，满目青山松和柳"的怡然自得。而身为他的子女，除了无助与不舍，就只能乏力地怨老天，徒呼为何命运如此捉弄人。

偶来探望爸爸的亲戚长辈，总是心疼地私下跟我说："太辛苦你了，把爸爸照顾得这么好，但你可曾想过，这只是在拖延他的生命，放手吧，你已尽力了。"我理解这些话并不是指责非议，他们跟我们一样因为爸爸身受疾病缠身的病相而心疼；然而，日夜守着如风中残烛的父亲，自己内心又何尝不苦呢？

在放弃医疗的时候，早已默认爸爸复原或好转的机会是零了，我清楚"无常"随时会来到。但不舍的心依然悸动，时不时地还是想从主宰的手里帮爸爸多要点时间。每天看他躺在病床上，成天的昏睡，我不知道他受禁锢的心灵还剩下什么，爸爸到底有没有感受到苦？现在我能做的，似乎唯有尽心陪伴，但求无憾了，否则我还能为他老人家做点什么呢？"是吧？爸您听到了吗？"

突然，爸爸对我笑了，笑得好天真！我泪水直落下来，您真的还在啊！我亲爱的爸爸，感谢您的笑，感谢您的鼓励！

如何让爸爸有尊严地走到最后

这一年多来，爸爸几次生死交关，一次又一次地点醒我要从容地面对生离死别。他用他的病相教育我，对无常要绝对尊重，对生命要适时放下。有时，静静地看着昏睡的爸爸，心想："如果爸爸就此长眠不起，不也是一种幸福？"笃信佛教的家人提醒我："佛陀早在2500年前就顿悟了"即生即死，即死即生"的真谛，他告诉世人，宇宙间本无生死，只有缘起缘灭。儒家也说："未知生，焉知死？"我慢慢地从这些先知的教诲中转念了。的确，死亡既然是未知的必然，又何须为之苦恼纠缠？于是，接下来的课题是"如何让爸爸有尊严地走到最后"，结论就呼之欲出了。

针对这个相当忌讳又严肃的课题，有了宗教信仰的支撑，家人很快达成共识：在任何情况下绝不送爸爸急救，要选择"居家告别"，让爸爸在他熟悉的环境和亲爱的家人陪同下，走完人生之路，这项决定也是我们能够为爸爸尽的最后一次孝道。

爸爸出现呼吸不顺畅的情形愈来愈频繁，显然他的大脑里面控制呼吸传导的神经也被攻陷了。特别是在静寂的深夜里，爸爸破唧筒似的呼吸声音，听得令人揪心。尽管我不确定他到底有没有不舒服，但看昏睡中的他那样辛苦的呼吸，总是促使我费尽所有的办法为他调整各种姿势，试图让他呼吸顺畅些。我经常用双手沾着高浓度薄荷油搓热之后，将手放在他的鼻子前面，薄荷油散发的气息，可让爸爸舒服一点。我终于可以体会前些日子，妈妈晚上无法安眠的心情，也心疼妈妈承受的苦。

爸爸的生命进入倒数，从现在开始我们必须时刻注意他的变化。于是我更改了日程表，晚上 9 点到清晨 4 点让看护睡觉，这段时间由我自己负责陪伴爸爸，4 点过后才由看护接手。我希望她有足够的休息，这样才有能力警觉到爸爸的突发状况。

感谢老天，妈妈回来了。我把爸爸安全地交还她。

失智魔爪伸向中枢神经

2013 年 6 月

晚餐时间看护用轮椅送爸爸上楼准备开饭，才刚进门把轮椅固定好，我在厨房突然听到爸爸大叫一声，这是从来没有发生过的情况。我马上从厨房冲出来，看他出现癫痫发作[*]的症状，全身抽搐、痉挛、牙关紧咬、眼球上吊翻白、脸色发白、口吐白沫。我迅速将轮椅改成斜躺功能，让爸爸的头部稍微放低，接着转身到房间拿血压计。

在我转身那一下子，妈妈以为爸爸的时候到了。老人家传统的观念，觉得让爸爸在女儿女婿家断气很不好意思，于是马上和看护一起把爸爸推回 6 楼，把他放回床上；我只好拿着血压计跟着下楼。进门后，看到爸爸动也不动，状似昏迷，脸色是缺氧的灰白。过了一会儿，在我帮他量血压的时候，爸爸的脸颊又慢慢恢复红润，血压也没有异常，但是爸爸又开始昏睡了，而且睡得很深沉，完全无法叫醒他。

癫痫*发作，爸爸脑部的神经传导更混乱了

记得当天中午弟弟才刚从台湾出发到大陆，准备从深圳开车去广西处理公司业务。给他打电话时，他才刚下飞机，我暗示他先留深圳一晚，过了今夜再说。预计隔天回新加坡的两个宝贝孙子孙女，难过得守在榻前不肯离去。一人握着爷爷的一只手，整晚跟他讲贴心话。

大姐接到妈妈的紧急电话，马上和姐夫还有女儿一起赶来，出门时还打包行李，准备住下来以备不时之需。结果我和大姐整晚没合眼，陪伴爸爸到天亮。长期在慈济功德会当志工委员的大姐，接受过临终关怀的完整训练，大姐会在爸爸无意识的

---

* 癫痫发作的正确处理方式应该是：让爸爸侧躺，预防呕吐物进入呼吸道，用纱布包汤匙让爸爸咬，预防口腔受伤。但由于事发突然，爸爸当时是坐在客厅的轮椅上，我没办法让他侧躺。还好他下午开始就精神不好，所以没吃点心，等于6小时没吃东西了，因此没有呕吐物。又因为没有牙齿，所以没有咬伤。

昏睡当中，轻轻在他的耳边说："爸爸，您辛苦这么长时间了，如果您觉得累了，请您放心地睡着，没有关系，我们都很好，我们会把妈妈照顾得很好，请您不要担忧我们。"

这天晚上爸爸一直昏睡到隔天早上，醒来以后照往例开始进行7点的日程表，好像什么事都没发生过。

感觉到爸爸要离开的气息愈来愈浓

这几个月来爸爸呈现的种种迹象，处处显示着失智症的魔爪已经开始破坏到生命中枢神经了，我感觉到爸爸要离开的气息愈来愈浓。

列车即将进站，我得好好帮他准备要带下车的东西。先从他卧床四周环境打量起。我想，缘灭的境界应该了无牵挂，清净自然才是。因此，我把墙壁、天花板所有家人的照片，五花十色的吊饰、贴图全部拿下来，取而代之的是佛陀的法相，希望庄严慈悲的佛陀能守护着爸爸即将往生的灵魂。

妈妈看我做这样的布置，为之酸楚，欲言又止地示意我住手，但我还是坚定好不容易巩固的信念：要让爸爸走得轻安，了无挂碍，彻底摆脱情障。屋内依旧播放着柔和的音乐，我们照常陪伴在爸爸的床旁，只要他醒了就跟他讲话。我会为爸爸播报他每一个孩子家里的新闻，孙子、孙女们的工作、学业的情况，全家大小都很平安，请他放心。

在不断加强自己信念的同时，另一股亲情的系绊也不断升温。始终无法让我摆脱的隐忧是，爸爸脑部的神经传导更混乱了，那可怕且又无预警的痉挛，不知道何时会再度出现？看到爸爸那痛苦的样子，我的放下、我的超然还能支撑吗？天啊！到这时候我才真正体会到当菩萨有多难。自古以来，千千万万的众生读圣经、背心经、念阿弥陀佛，可是在无常降临的当下，又能成就多少圣徒、多少佛菩萨呢？知易行难啊。毕竟我只是红尘俗世的一弱女子，敢问苍天，赐给我该有的智慧和勇气吧！

明知得不到答案，我还是去向医生求助，对于这神才知道的问题，当然无解。我不死心，上网搜寻，跑遍各大书店也都没找到我需要的失智症重度、末期照护的相关资料。至此，这条路好像真的已走到尽头，继续下去是断崖了……

含笑而终

2013 年 8 月

佛菩萨告诫世人，要有正信正念。

和失智症的交战已进入尾声，我随时都有缴械投降的心理准备。整场战役下来，我为爸爸感到骄傲，也颇为自豪。最近一次拜访师父，聊起爸爸的情况。临走前，师父问我："面对父亲即将缘灭，你准备好了吗？"我把想法告诉师父，他听了摇摇头跟我说："不，不，我指的是你自己的心理建设做好了没有。真正的挑战不是父亲的病痛和离去，而是自己。要时时提醒自己，眼前的一切都是水月镜花，梦幻泡影。要保持清净心，而且信心坚定，永不退转……"

师父一语，点中我的要害。的确，这些年来带着爸爸一起跟失智症博斗，把精神全放在医疗和照顾质量上，从未认真思考另一个更严肃的课题："生命的本质是什么？一个生命体的存在或消失是由谁来主宰？"我极力为爸爸争取延续活下去的机会，菩萨说，这是孝心，是慈悲；可是当他的生命之火，到了这灭与不灭之间，我该如何自处，才符合神的旨意呢？光靠外力延续的生命只会造成病人的痛苦，这道理我懂。但放弃医疗的决定，对吗？

说爸爸没有复原机会的是医生，但医生不是神，万一真有神迹出现呢？那我们不成了断送他生命的帮凶？如果说病魔是外在的敌人，那么这个问题显然是内部矛盾了。上苍无法给我答案，爸爸没有能力表达，矛盾该找谁化解？这两难间的思维激荡，令我心生恐惧，原本以为自己已经巩固的正念不断地产生动摇，更谈不上永不退转，把持如一的正信了。

8月15日

这一天晚上，我长期积累的精神压力终于满载爆发了……

这天爸爸的进食、排泄没什么异样，但大部分时间都处于睡眠状态，连吃饭都是在瞌睡中完成的，几乎整天都意识不清。

令我心烦不安的，不单是随时可能发作的发烧或癫痫，还有这阵子日趋严重的呼吸窘迫。每每下楼听到他在睡眠中发出破唧筒似的呼吸声，我的心就如刀割般难受。

呼吸对常人是再简单不过的事，一个人呼吸困难就表示生命受到威胁，必须紧急处理。而目前爸爸却是日以继夜地处在这种危急状况中，具有护理背景的我，很难说服自己"不做任何处理"；然而，不久前家人才一致取得让爸爸"居家告别，不再接受医疗处置"的共识，这可该如何是好？

虽然从书上得知这样的情况他是没有感觉、没有痛苦的，可是爸爸的病相还是让我惊惶不安……我无助地靠向他枕边，像个做错事的孩子般哭着问他："爸爸，现在我不知道该怎么办了？请您告诉我，您到底希望我怎么做呢？求求您了。"

对于我的哭喊，爸爸依然是无语。压力顿时像决堤的洪水般向四周扑来，一下子淹到我的鼻子，我觉得自己就快窒息了。我夺门而出，进入电梯放声大哭。到十四楼走出电梯，怕先生问起，我先在门口调整激动的情绪。进了门，他对着我坐在客厅，静静地看着我，久久不发一语，然后才淡定地说了一句："早点睡，明天我载你出去走走。"语气平和，但软中带硬，似乎没有商量的余地。

近些日子以来，准备出国学经济的女儿，正好在家等候学校的入学通知，她经常陪我一起照顾外公到深夜，她了解她妈妈此时的心情，所以也在一旁帮腔。一位经常在家里走动的好朋友正好在场，她是位值得信赖的资深护理人员，马上接口说："去吧去吧，周末我不用上班，可以来接手，不用担心啦!"

家人都一直担心我的压力太大，迟早会累垮，只是不好说出口，说了也没用。今天自己把脆弱的一面摊在他们面前，再刚愎嘴硬也得顾及先生和女儿的感受，于是我点头同意，不再多说。隔天傍晚正准备要出门时，爸爸突然又发高烧，我不走了，要先生把行李拉下车。朋友和我一起照顾着发烧的爸爸，直到晚上9点爸爸的体温终于降下来了。先生才又把我连行李一起拖上车。

车子一路往南行，此时哪有玩的心情？夫妻俩像闷葫芦似的不知道该说什么。他要劝我的那一串大道理我都知道，又何须多言？而我长期下来，除了环绕着照顾老人的话题外，似乎和他也没什么私密体己的话语，一股陌生的愧疚感油然而生。想跟他说句感谢的话，但最终还是欲言又止。

持续的精神武装戒备，几年下来已经让我失去温柔的情愫，也忘了怎么在他面前示弱。如果没有这次出行，没有此时此刻的沉淀，在自我的压抑下，脑海中绝不可能出现这样的念头。想到这里，又忆起师父的提醒，我不得不承认，目前的局势已非我一人能单独面对承担了。我需要一股安定的力量来支撑，才能顺利完成对爸爸的承诺，让他的生命划下一个圆满的句点。但是，这股力量在哪儿呢？

妈妈的态度又是另一个严肃的问题。每一次爸爸发生紧急情况、生死交臂的时候，妈妈平常的理智与师父开示的道理，就全抛到脑后，她总是歇斯底里地大哭，硬是把爸爸的魂魄喊回来。我每每告诫她要放下，让爸爸安心地走，事实证明自己的修行也没比妈妈高明，只不过是掩饰的技巧强一些罢了。事到如今，我真不知道如何开口跟她说："爸爸这次真的是要走了！"

我很喜欢坐车走在高速公路上，呆呆地看着对向的车流呼啸而过，或是两旁的景物不断地从眼前出现、消失。那种感觉，好像在做心灵 SPA，能洗涤内心的烦恼尘埃。当思绪再度回到现实世界时，车子已经快下交流道了。午夜两点，我们入住饭店。这三四个钟头的短暂放空，让我的精神松弛不少，思路也清晰多了。虽然现实的困境依然无解，但至少我意识到了"清净心"的重要，不能自己先垮。隔天下午两点，我们遣车北返。

傍晚一踏进家门，很惊讶地看到弟弟坐在爸爸床前，跟往常一样逗着爸爸玩。问弟弟为什么突然跑回来了，他说："不知道，这几天心里总觉得很不踏实，我不回来看看心不安，今早买了机票就回来了。"太神奇了！难道这就是昨夜我祈求的那股"安定的力量"？如果说这是心电感应，那么把弟弟招唤回来的那股念力，是来自我吗？还是爸爸脱壳而出的魂魄？亦或是那个被称为"无明"的宇宙主宰？不管是谁，我都感激！

支撑家的另一根大梁——弟弟回来的正是时候，我的心理压力一下子减轻许多，可以比较从容地面对接下来的变化了。晚饭时，我问弟弟准备回来待几天？他含含糊糊地说："看看再说吧！"直到妈妈用过餐下楼了，他才私下跟我说："我觉得，就是这次了……下午我一进门，看到爸爸正醒着。看护跟我说他睡到我进门时才醒过来。从他的眼神，我觉得他好像在暗示我，他准备好了。我早先也有这个心理准备，所以我买的是单程机票。"

虽然弟弟偶尔才回来一次，但是这阵子进进出出的那么多亲友中，他是第一个和我有同样直觉的人。或许，这是生命力中难以探索的奥妙之一。无法做任何表达的爸爸，用最强大的念力，把这个重要的讯息传达给他认为最需要知道的人……

真正该放手的时候到了，但愈接近终点，对亲情的割舍却又变得更加困难，我都忘记自己曾经讲过："父亲用他的病让我懂得生命要适时放下。"这足以证明，很多事情真的是"知易行难"哪！

8 月 25 日

晚上二姐回来了，她进门看过爸爸之后，我带二姐进房间，很慎重地问她："请你告诉我，是时候了吗？我真的没把握。我最近一直在挣扎，就是无法确定是不是要接受，这一次爸爸真的要说再见了吗？"结果二姐伤心地哭着跟我说："贞利！该放手了……可以肯定地告诉你，是时候了！"

二姐曾经在德国疗养院工作多年，对于失智症末期及临终的各种情况有很丰富的经验。现在，又多了一个更强有力的见证，我的心才终于安定下来，坦然接受眼前的事实。有了稳定的清净心，谦卑的平常心，加上手足回来一起同心协力迎接爸爸的幸福时刻，我可以大声跟师父说："我准备好了！"

8 月 26 日

如往昔准时帮爸爸进行每日的护理工作。我们发现当天早上爸爸精神异常的好，亲切的笑容一直挂在脸上，但是水只喝一点点就不要了。洗过澡，坐在轮椅上准备吃早餐，看着我手上的汤匙却皱起眉头，抿着嘴，一口也不吃。当我把汤匙收回时，他又恢复笑脸，好像逗我们玩似的。接连几次都是一样的反应，只好随他的意，不勉强他了。这征兆似乎意味着我们彼此之间的共识成熟了，而且默契十足。他支持我们的决定："当这一刻来临时，让爸爸自然地走，不强迫他进食与饮水，全力陪他安详地走到生命的终点。"

这过程中最大的障碍是妈妈，我们不怪她，反而心疼她。毕竟夫妻结发超过半个世纪，他们之间的感情，其成色跟份量，绝非子女可以体会得到的。妈妈一直不愿放弃，抢过搁在一旁的早餐，继续连哄带骗地试图让爸爸张口。最后还是爸爸赢了，对着沮丧的妈妈，抿嘴而笑。爸爸拒绝进食后，醒的时间却比以前多了很多，眼眸清明，散发出如年轻时的神采，但依然无语，现在他连水都不要了，试了几次用滴管给水，仍是不肯吞咽，让水从嘴角流下来，我们尊重他的决定。

到了晚上妈妈把弟弟叫进房里，郑重而严厉地问："现在是什么情况？你们几个真的是要让你爸爸饿死了是不是？"说完就嚎啕大哭。

弟弟是老么，她的心肝宝贝，妈妈永远当他是孩子。这个时候，也只有弟弟才能应付她。这一幕是早就预料必然会出现的，而我一直畏惧，怕自己承受不了妈妈对我说这样的话语。现在，"安定的力量"来了，我松了一口气，让弟弟去安抚妈妈。弟弟一边把妈妈搂在怀里，让她尽情地哭，一边俏皮地跟她说："唉呀！谁说不给爸吃，要饿死他的？没这回事！妈，您知道吗？我们是不勉强他吃，不是不给吃。这样吧，现在开始如果您不放心，三餐都由您来喂；吃的、喝的照样准备齐全，爸爸吃多少算多少，不吃，我们就不强灌他。强灌了，万一呛到了，造成肺炎，您又给三姐添麻烦了。您觉得我说的这样好吗？"

弟弟说完之后，妈妈还是倔强地喂，爸爸则固执地不张口。几次攻防，他断食的意志坚定，妈妈只好也接受爸爸的决定。

8月27日

早上7点，看护发现爸爸好像有便意，就让他坐在马桶椅上，爸爸果真很快就排便了。这是爸爸最后一次的解便，而且是很有尊严地坐在马桶上完成的。

接着，奇迹出现了。上半天爸爸一直保持清醒，看到每个人都点头致意，送上一个甜浅的笑容，偶尔还从嘴里发出声音，虽然听不懂他想表达什么，从神情中我看到的却是一个轻松自在、无苦无忧的爸爸。他的笑好像在跟每个人告别，并告诉我们："我准备好了！"妈妈看到爸爸这神奇的一幕，希望又来了！赶紧调了一碗麦糊出来，希望爸爸多少能吃点东西。结果还是令她失望，爸爸继续第二天的断水断食。今天开始，爸爸呼吸时喉咙会发出咕噜咕噜的痰声，响得更加剧烈。我们用纱布包裹棉花棒沾水从口腔内清理出像黏液般的痰，还算清澈。中午过后爸爸就开始陷入深沉的昏睡，两眼少有睁开的时候。

妈妈早上的信心，一下子又被打落谷底。这样的过程会进行多少时辰没人知道，但她已经承受不了如此强烈起伏的情绪波动了。有高血压多年的妈妈开始出现焦虑、急躁不安的现象。为防止她发生中风，我们决定让她离开现场。妈妈对爸爸的情很难割舍，目睹爸爸自然往生的过程，对她实在太残忍了。

弟弟进房跟妈妈单独沟通，这件事只能他来做了。过了好长一段时间，房间里始终只有窸窸窣窣的交谈声，没听到任何哭嚎的情绪发泄，不得不佩服弟弟的功力。到了晚上11点，房门开了，妈妈带着行李很平静地跟弟弟走出来。她轻声地在爸爸的耳边告别，随即走出大门跟着弟弟回家。这是妈妈跟爸爸今生的最后一瞥，原来可以是这么的平和自然。先前的挂碍，种种设想，竟是多余的。我终于悟到了"清净心"的愿力居然如此强大，让妈妈头也不回地放手，留给爸爸最美好的身影。

我感激妈妈的配合，更敬佩她的气度。

妈妈放手了，而我的煎熬还在，心里直惦记着爸爸整整两天不吃不喝了，怎么办？先生在一边帮我打气，安慰我说："这就是过程，你要有一个信念，爸爸的生命现象已经很微弱了，他知道自己要解脱了，食物跟水现在对他而言都是负担，因此他必须断绝这个负担才能走得平顺，我们应该成全他，不应该干扰他。"

弟弟和先生都提醒我回想以前乡下的老邻居，几乎都是在家自然往生的。他们临灭命终之前，没有接受任何的医疗措施。家人依习俗把他置放在厅堂里，子孙围绕陪伴，一直到吐出最后一口气。这是老祖宗代代传下来的，叫"善终"。我们现在就是在协助爸爸得到有尊严的善终，目前他显现的"相"，是很自然的过程，爸爸没有痛苦。这无非又是一剂强心剂，再一次弥平我的烦恼业障。

8月28日

第三天断食断水，一早二姐跑到楼上告诉我，爸爸的肺部可能开始有变化了，我刚才从他嘴巴里清出来很多的痰，不是清澈的，而是乳糜状。我们都清楚，在缺少水分补充的情况下，这表示爸爸接下来要发烧了。果然，爸爸的体温从中午开始窜升，我们开空调，使用冰枕，额头上不断更换温水毛巾，尽量让爸爸舒服。

这段期间爸爸几乎都是张口呼吸，我们只能在他的嘴唇上抹一点油，用棉花棒沾水湿润他的嘴巴，并不停地用蒸气喷雾器，将蒸气管的出口放在爸爸的嘴巴附近，让嘴巴、喉咙不致过于干躁不舒服。

在美国从事护理工作的妹妹，是虔诚的基督徒。她回来时爸爸已经进入弥留阶段了，随时会离开。这几天大部分的家人都守着爸爸唱佛号，笃信基督的她，始终独自默默地在一旁诚心祷告。妹妹很客气地跟大家提出她的愿望，希望能够让爸爸受洗成为基督徒，将来到了天国她才能与爸爸相遇，我们没人反对。相信始终疼爱子女的爸爸，也愿意成为基督的子民，在天国抚慰妹妹内心的不安。

今天也是弟弟的生日，大家在爸爸的病榻前一起为他庆生，舒缓了不少凝重的气氛。弟弟象征性地在爸爸的嘴唇上抹上一点奶油，祝爸爸安详。

8 月 29 日

断食第四天，爸爸仍处于弥留的状态，虽然如此，这几天有亲戚或朋友来探望，只要跟爸爸说话，他就会有激动的反应。我们跟爸爸讲话时，他偶尔也会从喉咙发出声音或点头响应。牢牢禁锢爸爸神智意识的病魔枷锁，随着爸爸生命力的不断散失，也层层地脱落了。

爸爸心灵之扉这个时候一扇扇被打开，灵魂重见天日，我知道他回来了，只是，气若悬丝的羸弱之躯，已无力做出完整的表达和响应。我跪在病床前，握着他的手，用平和的语气轻声跟他说："爸爸，感恩您选择了我来照顾您。生病这么长的时间，委屈您了，女儿能力有限，让您受苦。接下来菩萨会接手继续照顾您，不要怕，没事的，您再也不会有任何痛苦了。这几年跟您生活在一起，让我感到很幸福。我知道您准备好了，见到菩萨的光记得把手伸上去，不要回头。我们都很好，我们也会把妈妈照顾得很好，您放心走，请不要对我们有挂碍。"说完，我转身走到阳台，放声大哭。

　　这是一场跟自己意志力的艰苦博斗，其痛苦和艰难指数绝不低于多年来与失智症的抗争。到今天，家人之间陆陆续续有人信心退转了，真的要这样下去吗？要不要送去医院？要不要用药？当这些杂念出现时，我们就互相拉一把，彼此打气，提醒对方既然选择居家告别，就要正视"生之灭"的现实，尊重"自然往生"的必经流程。

　　即将幻灭的生命，五蕴六根都转空了，色身出脱才能回归清净本体自性，所谓"色不异空，空不异色，色即是空，空即是色"，心经里的这几个字，爸爸用他的"成，住，坏，空"* 一路在教育点醒我，如今我悟澈了。

　　下午妹妹邀请来牧师，开始为爸爸进行基督教洗礼仪式，我们全家人都随着牧师的指示一起为爸爸祷告，妹妹很欣慰爸爸终于成为正式的基督徒，以后她可以在天国和爸爸相遇，这个仪式让她心里觉得很踏实，总算圆满一桩美事。

---

*　成，生命来自各中因缘的组合形成。住，这些因缘在生命过程中会不断演化，衰败。但生成的基本因子始终不增不减不垢不净。坏，生命老，病，称之。空，缘灭了，组成生命的因缘又分解了。

8 月 30 日

　　家人继续守候着弥留的爸爸，看着他费力又不规则地呼吸，各个心神凝重，但都努力地保持稳定与镇定的心情。爸爸的周遭始终保持宁静，每个人的交谈都是轻声低语，小声唱佛号、祷告。爸爸躺卧的地方，拉上布帘，避免光线直照或过亮。不使用空调时，打开门窗让空气流通；持续用蒸气喷雾器放在爸爸的嘴边让他吸入。我想，在陪伴爸爸的往生过程中，他一定可以感受到围绕在身边的是家人充满爱、平静与祝福的心。这是子孙们能送给他的最后一份珍贵的礼物，也是我最终的自我期许，和对他最坚定的承诺。以目前来看，我们都没对彼此失望，而神奇的是，结果就这么自然、平实地产生。因应了佛家一句话："宇宙万物，唯心所造。"有信心，有信念，梦想就会成真。

　　记得这些年来，每当我向弟弟诉说，自己对面对爸爸临终阶段可能发生的种种未知心生恐惧害怕时，弟弟每一次都斩钉截铁地顶我说："不会！爸爸肯定不会插管、不会生疮，更不会变植物人，他会笑笑地离开……"再问他："你怎么知道？"他狡狯地笑着说："念力嘛！不能说喔，说了就不灵了！你只要说到做到，做不到的别去想。就这么小小一点卑微的奢求，老天爷还不给吗？这对他来说，不就芝麻绿豆大的事。重点是看我们怎么做给老天看。"即今思之，还真有点道理。

8月31日

继续在弥留中。傍晚，十多年前爸妈皈依佛教的住持法师，特地来到家里关怀爸爸。这位宽宏慈悲的法师，在爸爸身边开示，希望爸爸万缘放下，找回清净圆满的自性，跟随菩萨的光走，才能离苦得乐，往生西方极乐世界。师父的加持，抚慰了在场每一个人的心，相信爸爸也记住师父的每一句话。天空开始飘雨，菩萨应该快来了。

9月1日

早上爸爸的体温开始缓缓下降，原本苍白的下肢渐渐起变化了，开始有一点血液循环不良的紫斑出现。我跟家人说："看起来，应该是今天了。"

家人轮番陪伴进行的自然往生过程，到现在第七天，全部的人手牵得更紧，唱诵的佛号更有力，还有妹妹不停地祷告，大家聚集围绕在爸爸的床边，使尽全力帮助爸爸解脱。

中午过后，爸爸的生命迹象愈来愈微弱，喷雾机打出来的白雾，几乎只停留在他的鼻口处氤氲，看不出进入他口中，尽管他还是很费劲地喘息。偶尔，他会显得惊慌而全身颤抖。我们不明白他怕什么，是对死亡的恐惧吗？还是神经不自主的颤动？亦或是对人世间的不舍？孙子们频频轻拭不听使唤流出来的眼泪。大人告诉他们，爷爷不喜欢看着他的宝贝们哭着送他离开，想哭时，可以悄悄地到房间里哭。

弟弟这时候跪在爸爸的正对面，看见爸爸的牙龈开始不断地渗出血丝；侧压枕头的右眼也充血通红；同时右脸颊尽是淤血，逐步往上漫开。朝向我们的左侧脸部和肢体皮肤外表凝结一层晶亮，像微细绵密的霜露。他突然起身，靠着爸爸的左耳，一字一字轻声慢慢说："爸爸，我是您的儿子志鸿。咱们的父子情缘到头了，没关系，下辈子咱们还当父子，好吗？"爸爸竟然神奇地用力点了一下头。弟弟受不住这锥心刺骨的一刻，告退了，到房里重整情绪。其他人早已泪流满面，但都没哭出声来。

一会儿弟弟又出来了，回到原来的位子上。爸爸好像在等他似的，静静地卧着不再颤动。再度出现的弟弟显得异常兴奋，他用原来的姿势语调继续跟爸爸说："爸，天光了！看见亮光了吗？刚刚黑麻麻的很吓人，那都是梦啦！现在菩萨来接您了，不要怕，把手伸过去！我要把您交给他了……来！一咻！一咻！（日语一起之意）加油！加油！"在床旁边的人看到这突来的一幕，愣了一下，随即跟着弟弟一起喊"一咻！一咻！加油！加油！"一下子，爸爸寿终正寝。时间：下午3点17分。

围绕在四周的家人鼓掌给爸爸爱的鼓励，直称赞他"好棒！"我正准备为爸盖上陀罗尼经被时，经验丰富的二姐拉住我的手，轻声地说："不要动！不急！再等一下。"果然，爸又继续呼吸了。他的嘴巴开始随着大家称诵佛号的节拍，一开一阖，跟得完美无缺。这段神奇的礼赞持续了近3分钟之后，突然，爸爸醒了，打了大大的一个哈欠，精神饱满，好像睡了好舒服、好过瘾一觉的初生宝宝。

原本充血的右眼，和脸颊上延着血管漫开的淤血都消失了。他用一双明亮清澈的眼睛，环顾四周的孩子们。看完后，忽然打了两个喷嚏，自己不好意思地腼腆笑了。第三个喷嚏没来得及打出来……走了，留给我们一张微笑的遗容。

爸爸的人生剧本写到2013年9月1日星期日下午3点20分。最后结局是，含笑而终。

当我为他盖上经被时，轻轻地对他说："爸，100分！我们做到了，谢谢您！一路好走！"

不舍，但无憾！

　　当我把往生被覆盖在父亲身上的时候，感觉这真是他最幸福的一刻。爸爸终于解脱了，可以离开病床了！他不再被失智症困在这单人病榻上，从此浩瀚宇宙任翱翔了！

　　弟弟电话告知妈妈和陪着照顾她的妹妹。妈妈也很平静，要弟弟过去接她，没多问，完全没有之前担忧的情绪问题。爸爸的子孙围绕在床边继续不断地唱诵佛号，为他往生助念。紧接着跟家人讨论善后工作的时候，弟弟抱着我，拍着我的背说："看吧，这不就是我先前说的？爸爸肯定是笑笑离开，都解脱了。非常圆满，值得庆祝。"多少日子以来的艰难，就是期望爸爸能够在此时得到圆满善终，弟弟这一句话，令我不禁嚎啕大哭，释放出长久积压的悲伤，也为父亲能够离苦，感到松了一口气。

　　父亲虽然深受疾病的折磨，但还是坚强地面对命运的挑战。他是生命的斗士，足足为自己争取了比医学上的期望值多出将近一倍的生命期。在绵长的病苦过程中，爸爸用他的病相，时时在教育我"对生命要适时放下"，提醒我"要尊重生命的尊严"。最后，弥留中的爸爸，已将幻灭的色身，如实呈现"死亡的真谛"。他让我们认识到死亡，虽不美好，但并不可怕，来得如此自然。

这是他留给子孙最珍贵完整的生死观教材，也让我们体会到"解脱"的意义。多年无语的互动中，他让我们了解什么是"亲情的真髓"。因为他的努力，我们散居在各地的家人，心靠得更近，手牵得更紧。父亲的离开，我只有不舍，没有遗憾！

是爸爸，也是爷爷，川流不息的爱

亲爱的爸爸：

　　我们乘着光阴的羽翼，相会这一世，为了学会告别您令人难舍的温柔与慈悲，不知演练了千百遍，而今年初秋的风吹来，您就这样悄悄地，将离别的气息化作缕缕檀香，让我们遗忘了曾经挥霍的眼泪，留下最后满满的幸福与感动。

　　爸爸！您是一个平凡的乡下小学老师，每天跟孩子们打交道，生活单纯，不善交际。见了人，远远的，脸上就露出那一抹熟悉的腼腆笑容，不停地点头，大家都说您是老实人，街坊邻居都认识的老好人——周老师。

　　您也是个爱家的人，家人是生命的全部，为了给我们过好一点的日子，每天下了班还得教补习班，改卷子，准备教材，出考题，一天工作时数都超过 12 小时，从来不喊累。

　　您曾经想把我们带到遥远的他乡，给我们一个更美好的未来；也开过工厂，实现抱负与理想。年轻的您，一门心思，任劳任怨，时间全部给了这个家，从没留给自己一刻的空闲。

经过了几番折腾，因为爱家、爱学校，还是回归平时的教书日子。上班、下班、补习，只有这样您才可以天天跟家人在一起，在您的心里，这才是最幸福、最真实的生活。

长大后，您经常鼓励我们，年轻人要离开家乡，离开父母，到外面去看世界，努力去追求梦想、实现理想。如同您用一双巧手扶养我们长大成人；为我们画出一幕幕乡下孩子无法想象的世界美景，启发我们走出波澜壮阔的人生。

爸爸的话不多，总说："身教重于言教。"平时最常挂在嘴边的庭训是"做人要踏实"，不喜欢虚华浮夸，要我们用心认真地过日子。对每个孩子都说过这样的话：不管遭遇怎样的挫折与失败，都要把家顾好，把孩子看好！

如今，我们都成家了，交给爸爸11个可爱的孙子，一位外孙女婿和一个未来的外孙媳妇，我们没有忘记爸爸的教诲。您从不埋怨，永远乐观开朗地看待周遭的人情世事，自己默默地承受一切苦难，不曾让我们感受到任何的危机与不安。这几年来，爸爸的病榻前、妈妈的身边，还多了阿华（贞利的同学，荣总护理师）无微不至的帮忙照顾与陪伴，因为这份情，让我们又多了一位好姐妹。

晚年的您，虽然深受疾病的折磨，但还是坚强地面对命运的挑战。在绵长的病苦过程中，用您的病相教育我们什么是

"生命的尊严",什么是"亲情的真髓"。您的努力,让我们了解失智症不是那么绝望可怕;并和一路陪您奋斗的女儿现身说法,唤起台湾社会大众及医学界对失智症的重视与关怀。你是生命的勇士,永远的周老师,用平凡的一生,赐给我们不平凡的力量,春风化雨,提携无数莘莘学子。如今您离开了,留给我们无限的思念与感恩。

柳营老家的院子里,那双精灵般的巧手再也不会回来了,九月的金秋里,沙漠玫瑰火红依旧,粗壮的树兰峥嵘挺拔;扁柏苍翠,蔷薇、茉莉、含笑、茶花时而绽放,时而娇羞,彷佛老主人的手还一直在照顾、呵护它们。

爸!您安歇吧!我们会把妈妈呵护得很好,也会照顾好我们的家,就好比您爱护我们一样。尽管有无数的未知和挑战,我们相信,只要心中有爱,这个世界依然留存您的身影,和您那一抹熟悉、腼腆的微笑,朴实而纯真。

爸爸!这是您的儿女最后送您的话别,您一路好走,愿来世还是我们的爸爸。

芬芬 美玲 贞利

郁丽 志鸿　　　泣叩

[附录] 悼念周祖辉（1932 ~ 2013 年）

郁丽跟爸爸说的话

亲爱的爸爸：

自从您离开后，我才知道您的爱有多深，因为我与妈妈、姐姐、弟弟，和所有家人的心是紧密连在一起的，我们互相打气、互相鼓励，我要向您说：谢谢您！您是世界上最棒的爸爸，虽然非常不舍您的离去，但是我们都相信您并没有离开我们，我会永远把您摆在内心深处，伴随着我的欢笑与悲伤，甚至安慰我们的灵魂，改变我们的生命。我深信您只是换一个方式与我们在一起，我会听您的话，把家顾好、把孩子教养好，善尽为人妻为人母的责任。

本来我自以为是您最疼爱的孩子，为此沾沾自喜，因为我常听妈妈说我小时候，您总是背着我改考卷，每天晚上还播放音乐，背着我、摇我入眠。后来我与姐弟聊起往事，才发现每个人都认为自己是您最疼爱的孩子，我该向您学习，原来爱可以这么无私、这么宽大，让我们五个姐弟妹都得到您满满的爱。

结婚 20 年以来，离开家乡这么遥远，无法经常陪伴您、照

顾您，每次在美国想念您时，好感叹！想要握握您的手都遥不
可及，这是我内心最感亏欠的，我要向贞利、大姐、美玲、志
鸿说谢谢！尤其贞利付出最多的心力，愿神赐福给这些世上最
好的女儿、最好的姐弟，我也将尽我的能力分担照顾妈妈的责
任，为了将来能在天堂与您相聚，我会循着您的风范与神的道，
好好保守言行，度过人生每个阶段，我们姐弟妹身上都留着您
的血，我们以您为荣！爸爸！您将永存我心中！

女儿 郁丽　泣叩

［附录］悼念周祖辉（1932 ～ 2013 年）

柏翰跟 Opa 说的话

爷爷，我是柏翰，小时候在大陆长大，小学一年级搬到新加坡，今年 14 岁。

虽然我不住在台湾，可是我是台湾小孩，因为我最爱的 Opa、Oma、外公、外婆，还有姑姑、阿姨、姑丈、姨丈、表哥、表姐，都住在台湾。

每次我回台湾，下了飞机的第一站就是到中和圆通路六楼看 Opa 和 Oma；后来我慢慢知道，我们家所有的人，不管从美国、德国，还是从新加坡回台湾，Opa 住在哪里，哪里就是我们全部人共同的家。

以前我最喜欢 Opa 出的数学考卷。您的题目很少，一张纸只有一个题目，字很少，可是画很多的鱼，各种颜色的花，还有苹果、鸭子，或是小明、大雄。每次都很用心地设计题目，总是用这些有趣的名词代替数字来出题目。而我在旁边看电视，等到 Opa 把题目出完了，您会很仔细地跟我解释题目的意思，常常不小心就把答案说出来了，我每次都考 100 分，您比我还高兴。

我问爸爸，为什么 Opa 的数学题目这么简单？好像幼儿园大班的算术一样。爸爸说："Opa 生病了，忘记柏翰已经长大了。"可是我不知道 Opa 生什么病？您跟大家一样快乐、健康，总是笑嘻嘻的。爸爸说，"Opa 罹患的是失智症，是一种记忆发生障碍的病"。慢慢地，我觉得 Opa 真的生病了。有一次我回台湾看您，跟您说："Opa！我是柏翰。"虽然您还是笑得很开心，但是没有回答我，好像不认识我了，我有些难过，Opa 居然忘了我的名字，也忘记我是谁了……

近两三年回来看 Opa，您已经不能走路了，只能坐在轮椅或躺在床上。我很担心，妈妈安慰我说："没事的，Opa 还很健康，Oma 跟姑姑把他照顾得很好。"

2013 年 6 月我要回新加坡的前一天，Opa 突然病得很重。我坐在床边，握着您的手，不知道该说什么好，虽然说不清楚，可是我感觉到，您好像要告诉我："我没事！不要担心。"结果，您真的很快就稳定下来了，我松了一口气！

9 月这一次，您真的离开了。连续好几个小时，我们一起围在您身边陪伴着您，念"南无阿弥陀佛"直到菩萨来接引。虽然有些难过，可是我相信菩萨会带您到一个很快乐、没有病痛的地方。

Opa，请您放心！我们以后会常去关子岭看您，愿菩萨保佑您！

孙子 柏翰　泣叩

照顾失智者实用提醒

【征兆篇】

回想起过去爸爸不寻常的点点滴滴，可能是我们对失智症的认识和了解太少了，肤浅地把它当作是自然老化的现象……

- 猜忌、妄想被偷窃、被遗弃。
- 心烦气躁、情绪起伏不定、易怒，性情变冷漠。
- 饮食口味改变。
- 丧失沟通、理解的能力。
- 语言和记忆障碍。
- 语言表达和文字出现问题。
- 失去人物的记忆。
- 无法胜任原本熟悉的事务。
- 丧失对环境的概念。
- 重复的行为。
- 判断力和警觉性变差。
- 丧失开创力。

- 焦虑、忧郁、失眠。
- 黄昏症候群。

【就医篇】

如何带爸爸或更贴切地说是"骗他"去看医生？

- 找近一点的医院方便往返。
- 事先提供数据给医师。
- 用话术降低心防和就医的排斥感。
- 一次做足必要检查。

【照顾篇】

失智症到某个阶段以后，患者会毫无修饰地把原本的人格特质表露出来，但症状各有不同。如果我们能在生活中细心地揣摩他们的内心，再加上辅具，就不难发觉安抚的方法和适用的照护方式。

善用资源

- 制作连络小卡及爱的手链防止走失。
- 寻求团体机构协助，获得信息。

• 善用日照中心。

和失智长辈相处

• 妄想发作时，先顺着长者的认知，再用技巧转移注意力。

• 用陪幼童的心态面对老人家，维护尊严。

• 娃娃、鹦鹉等玩具当辅具。

帮失智者洗澡

• 让老人家在有尊严、感到安全友善的情况下进行。

• 洗脸时，用毛巾从侧脸轻擦，才不会吓到老人家。

• 洗澡要戴专用手套，清洁病人私密处要轻柔、保持干燥。

• 冬天注意下肢的保暖，同时预防冻伤，夏天注意避免霉菌感染。

• 身体各部位毛巾和装水容器都要各别专用，可避免交叉感染。

• 老人高兴的时候洗全身，不高兴的时候洗半身。

饮食照护

• 纪录饮食内容和排便情况。

• 食材要烹煮成软食，每一道菜再用剪刀分开剪碎。

- 不同食物分开用食物调理机打成泥，保留风味。
- 食物要一口一口喂，专心注视、调整节奏，以免呛伤。

身体照护

- 请医师指导在喷雾蒸气器内加化痰药，解决痰多的问题。
- 手握布偶预防挛缩，轮椅加减压坐垫预防压疮。
- 观察表情，定时预防性如厕。
- 维持规律的运动，推迟卧床时间。
- 用助走腰带辅助，能走多少是多少。

居家照护

- 尽量维持长者熟悉的摆设和惯用物品。
- 起居安置在客厅，让老人随时感受家人在旁。
- 用照片点缀视线可及处，床头放轻音乐。
- 建置无障碍空间，外出时轮椅能通过。
- 装安全设施，如马桶扶把、门装暗锁防止走失。

看护训练

- 看护报到前，子女做工作内容列表，请中介公司翻译寄给看护。

· 报到后，前 3 个月先带着做，能力训练并建立默契。

· 画人形图，标出易生褥疮处，教导正确的翻身技巧，认识翻身的重要性。

· 让看护充当病人心领神会，体验换尿片、坐轮椅。

· 教导看护要将心比心、顺势用力，留意其身心状态。

· 避免用绝对服从的命令来要求或指正看护。

图书在版编目（CIP）数据

记忆空了，爱满了/周贞利著.--北京：华夏出版社，2017.1
ISBN 978-7-5080-8982-9

Ⅰ.①记… Ⅱ.①周… Ⅲ.①阿尔茨海默病－护理－基本知识 Ⅳ.①R473.74

中国版本图书馆 CIP 数据核字(2016)第 238468 号

北京市版权局著作权合同登记号：图字 01-2015-8707 号

记忆空了，爱满了

著　　者　周贞利
责任编辑　梁学超 苑全玲

出版发行　华夏出版社
经　　销　新华书店
印　　刷　北京中科印刷有限公司
装　　订　三河市少明印务有限公司
版　　次　2017 年 1 月北京第 1 版
　　　　　2017 年 1 月北京第 1 次印刷
开　　本　880×1230　1/32 开
印　　张　8
字　　数　120 千字
定　　价　40.00 元

华夏出版社　地址:北京市东直门外香河园北里 4 号　邮编:100028
　　　　　　网址:www.hxph.com.cn　电话：（010）64663331（转）
若发现本版图书有印装质量问题，请与我社营销中心联系调换。